セルフメディケーションのための
くすりの話

那須 正夫 著

HANDAI Livre 027
大阪大学出版会

はじめに

くすりは、食べ物とどこが違うのでしょうか。

食べ過ぎならおなかをこわす程度で済みますが、くすりをいいかげんに服用すると大変です。くすりには「飲み方」と「飲む量」がきっちりと決められています。くすりの容器や箱、また医師からもらったくすりの袋を見てください。そこには、「用法・用量」が必ず書かれています。たとえば「一日三回、一回一錠を食後に服用する」。一方、健康食品などでは、一見くすりのような格好をしたカプセルや錠剤の形をしていても、どこにも用法・用量という記述はありません。「一日○錠程度をめやすにお召し上がりください」という何ともあいまいな表現が多いようです。

くすりにもその使い方の難しいものから、かなり食品に近いものまでがあります。少しでも使い方を誤ると、期待した効果が得られないばかりか、身体に対してマイナスになることもあるようなものは、街の薬局・薬店などで気軽に買うことはできません。病気の専門家である医師が診察し、その結果をもとに処方箋を出し、くすりの専門家である薬剤師が薬局で調剤します。使い方や万が一の問題点についても十分な説明をしてくれるはずです。このようなくすりは、上手に使えばとても役に立つものですが、素人判断でいいかげんに使うと、取り返しのつかない事故につながる可能性もあります。医師からもらったくすりが余っているからといって、自分の判断で勝手に服用することは避けましょう。

比較的作用が穏やかで、ある程度注意すれば大きな問題が起きにくい、健胃薬、整腸薬、保健薬などは、コンビニでも買うことができます。パッケージをよく見ると「医薬部外品」と書かれています。かつては「医薬品」として販売されていましたが、規制緩和でコンビニでも販売できるようになったのです。

セルフメディケーションという言葉も、聞かれるようになってきました。基本になる考え方は、自分の健康は自分で守る、ということでしょうか。そのためには、くすりの基本的な知識があるほうがよいでしょう。そして、少しでも気になることがあれば、薬剤師や医師など、専門家に相談することが大切です。本書は、そんなとき少しでも役に立てればと思い、毎日新聞に連載したものを加筆修正し、まとめたものです。これからくすりのことを、実例をもとに一緒に考えていきましょう。

目次

経験を科学で裏付ける

健康食品・サプリメント

気をつけておきたいこと

薬学の話題

リスクを理解して服用

身近なくすり

医療用とＯＴＣ

新薬の開発には、膨大な費用と長い年月が必要です。研究室レベルで「くすりの候補」が見つかると、有効性や安全性を科学的に検証するため何段階もの厳しい試験が繰り返されます。市販後も、副作用や有効性の調査が続けられ、そのデータは世界中の関係者の間で共有されるようになっています。すばらしい効果が期待できるが、使い方が難しいので、このような「医療用医薬品」には医師の処方箋が必要です。

一方、ちょっと体調が悪かったり健康に不安がある時、気軽に購入できるのは「一般用医薬品」。最近は、ＯＴＣ薬と呼ばれることが多いようです。オーバー・ザ・カウンターの略で、薬剤師などが患者さんやお客さんに直接、手渡すところからきています。比較的作用が穏やかで、副作用や安全性の面で不安の少ないことが特長。ただ、その半面、医師から処方されたくすりと比較して、効き目が少し物足りなく感じることもあります。

そこで医療用医薬品のうち、長期間の使用実績があり、家庭でも安心して使える成分が、ＯＴＣ薬にも配合できるようになりました。スイッチＯＴＣ薬と呼ばれるものです。

医療用がＯＴＣにスイッチ、つまり転用されたという意味です。手軽に効き目の鋭いくすりを手に入れることができ、胃酸の分泌を抑える「Ｈ２ブロッカー」や痛みに効く「インドメタシン」などは、広告でもよく目に付きます。厚生労働省も積極的に推進し、二〇〇七年度にスイッチ化できそうな候補成分をリストアップするための新たな仕組みができあがり、多くの製品が登場しています。ただし、ＯＴＣ薬は、健康保険の対象にはなりません。

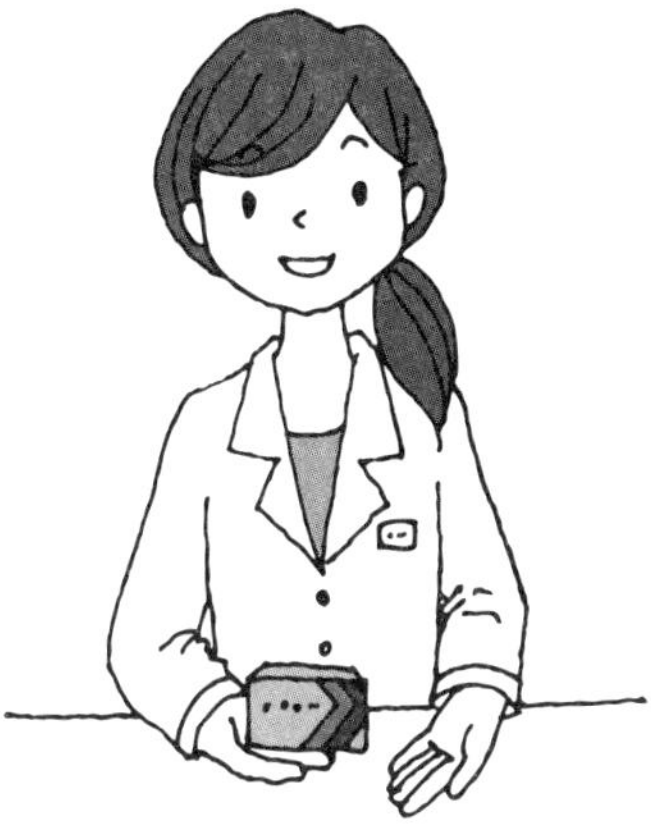

効果の強いくすりほど、使い方には注意が必要です。くすりの添付文書や注意事項などは、医薬品医療機器総合機構（ＰＭＤＡ）や日本大衆薬工業協会のホームページで公開され、簡単に引き出すことができますが、一番大切なことはその情報の解釈です。わからないことがあれば、信頼できる専門家に質問するようにしましょう。

身近な胃薬のいろいろ

夏目漱石の名作に登場する「猫」のご主人、苦沙弥先生は胃弱だったようです。「タカジアスターゼ」の話題が出てきます。日本酒の製造にも用いられる麹《こうじ》菌から取り出した消化酵素、ジアスターゼを製品化したもので、胃で働いて主に炭水化物の分解を促進してくれます。明治のころに米国在住の高峰譲吉が、発見しました。

胃薬を成分で大きく分けると、ＯＴＣ薬（一般用医薬品）では、食べ物の分解を助ける消化酵素、胃の働きを助ける生薬、過剰な胃酸を抑えるケイ酸アルミニウム、炭酸水素ナトリウムやＨ２ブロッカーなど。医療用では、Ｈ２ブロッカーより強力なプロトンポンプ阻害薬があります。

消化酵素は、酵素ごとに分解を助ける対象が決まっています。ごはんやパンなどの炭水化物の消化を助けるのはアミラーゼ。ジアスターゼはアミラーゼを主体とし、大根に

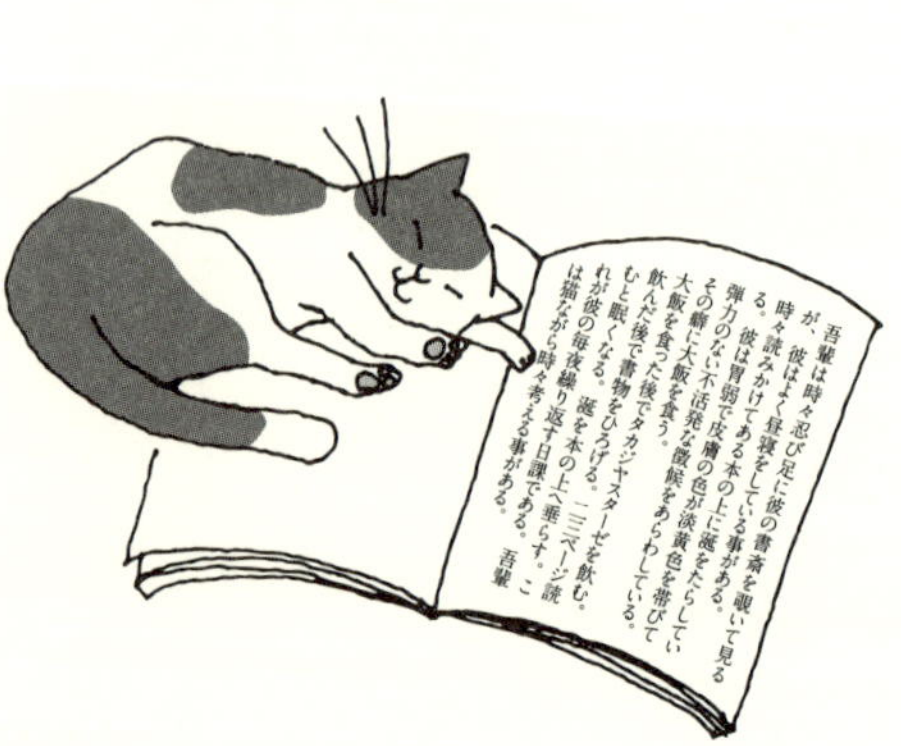

吾輩は時々忍び足に彼の書斎を覗いて見る
が、彼はよく昼寝をしている事がある。
時々読みかけてある本の上に涎をたらしてい
る。彼は胃弱で皮膚の色が淡黄色を帯びて
弾力のない不活発な徴候をあらわしている。
その癖に大飯を食う。
大飯を食った後でタカジヤスターゼを飲む。
飲んだ後で書物をひろげる。二三ページ読
むと眠くなる。涎を本の上へ垂らす。こ
れが彼の毎夜繰り返す日課である。
吾輩は猫ながら時々考える事がある。

も含まれています。胃弱の苦沙弥先生は、そのことを新聞で読んでから大根おろしも好きになったようです。リパーゼは、脂肪の分解に役立つ消化酵素です。

胃の働きを助けるために芳香性健胃薬と呼ばれる、香りのよい生薬がよく配合されます。生姜《しょうきょう》はショウガの生薬名。丁子《ちょうじ》（クローブ）や桂皮《けいひ》（シナモン）などの生薬は、香辛料としても有名です。正倉院に収蔵されていることからもわかるように、古くから世界各地で用いられていました。

一方、苦くて、いかにもくすりといった感じの苦味健胃薬の黄連《おうれん》、黄柏《おうばく》、ゲンチアナ、苦木《にがき》なども、胃薬には欠かせません。

H2ブロッカーは、医療用医薬品がＯＴＣ薬に転用された代表例です。

消化酵素や健胃薬に含まれる生薬は比較的副作用の心配が少なく、不快な症状もそれなりに緩和されるので、それぞれのブランドに根強いファンも多いようです。普段、何気なく飲んでいる胃薬を調べてみると、どの成分が症状の緩和に役立っているのかに気づくことがあります。薬学関係の大学は薬用植物園をもち、大学祭などの行事にあわせて一般公開する所もあります。見学してみてはいかがでしょうか。

鎮痛剤の使用に注意

しくしくと痛む歯が、鎮痛剤を飲むと、三〇分ほどですっきりする。良いくすりがあってよかったと実感します。しかし、鎮痛剤を使う時にはまず痛みの原因を知る必要があります。

たとえば、歯医者さんが虫歯の悪いところを削り取ったあと、痛みの出ることがあります。治療中に歯やその周辺に強い刺激が加わるのが痛みの原因です。数日は痛むことがあっても、やがて回復するので、それまでの間、鎮痛剤を服用します。一方、虫歯が痛んでも歯医者さんに行かず、一時しのぎに鎮痛剤を飲むとします。痛みはとりあえずはなくなりますが、原因となる虫歯はそのままなので、放っておくとやがては大切な歯を抜くことになるかもしれません。

ＯＴＣ薬（一般用医薬品）で鎮痛剤としてよく使われるものに、アセトアミノフェンがあります。頭痛、腰痛、筋肉痛など、幅広い痛みの症状に用いられるほか、解熱作用もあるので、風邪薬などにも配合されます。服用量は、日本ではＯＴＣ薬の場合、普通一回三〇〇ミリグラムで一日九〇〇ミリグラム。処方せんが必要な医療用でも一日一五〇〇ミリグラムです。ところが、ＯＴＣ薬でも日本の倍以上のアセトアミノフェンの服用が認められている国もあります。

米国でよく見かける鎮痛剤には、一錠に五〇〇ミリグラムのアセトアミノフェンが含まれ、添付書にも一回二錠、一日八錠までと書かれています。そのとおりに使うと、一日四グラムになります。日本でも同じ製品名の鎮痛剤が市販されていますが、一錠中のアセトアミノフェンは三〇〇ミリグラムで、一日三回までとなっています。米国製の鎮痛剤は安くて強力、といってネットで個人輸入するケースもあるようですが、十分な注意が必要です。

ＦＤＡ（米国食品医薬品局）では、鎮痛剤の服用時の注意をパンフレットやネットなどで積極的に提供しています。そこには、鎮痛剤と同じ成分が風邪薬などにも配合されていることがあるので、二種以上のくすりを服用する時には十分に成分を確認すること、また飲酒との関係などがわかりやすく説明されています。

鎮痛剤の成分に関心を

数多くの痛み止めが販売されていますが、鎮痛成分の種類はそう多くはありません。普段、使っているくすりの成分を調べてみましょう。アセトアミノフェン、イブプロフェン……などの成分名が、配合量とともに容器に書かれているはずです。

ＯＴＣ薬（一般用医薬品）の鎮痛剤は、非ステロイド性抗炎症薬（ＮＳＡＩＤｓ）とアセトアミノフェンに大きく分けることができます。抗炎症作用の有無や副作用が大きな違いです。

ＮＳＡＩＤｓの代表は、アセチルサリチル酸（アスピリン）、イブプロフェンなどです。起こりやすい副作用は、胃に対する障害。長期間、連用していると胃潰瘍《かいよう》を起こしやすくなります。そこで胃を守る成分が配合されたり、胃薬と一緒に服用することがあるのです。また食後に服用するようにといわれるのは、食べ物が胃をある程度、守ってくれるからです。

アセトアミノフェンは、小児用にも配合されています。用法用量を守っている限り、安全性の高いくすりです。しかし、過剰に摂取すると肝臓に障害を与えることが知られています。

鎮痛剤の使用上の注意には、「服用時には飲酒しないでください」と書かれています。FDA（米国食品医薬品局）では、一定量（一日にビール小瓶に換算して三本程度）以上の飲酒がある場合には、鎮痛剤を服用するにあたって医師と相談するようにうながしています。

服用中の飲酒が問題となるくすりは数多くあります。外箱や容器にはそのことが書かれていないこともあるので、できるだけ添付文書を読むようにしてください。小さな文字で事細かに書かれているため、敬遠されがちですが、せめて「用法・用量」と「使用上の注意」はきっちりと理解しておくべきでしょう。

医療用の鎮痛剤では、一錠中の成分含量が高かったり、痛みを強力に抑える成分の含まれていることがあります。医師の処方箋が必要になり、また服用にあたっても薬剤師から注意点の説明があるはずです。

鎮痛剤は正しく使うと安全かつ効果的なものです。しかし、漫然と服用することは避けてください。使用頻度が高い場合には、できる限り医師らに相談するようにしましょう。

対症療法、安心は禁物

熱、せき、鼻水、のどが痛い……。「風邪」は、同じような症状を示す病気の総称です。その原因のほとんどは、ウイルス。風邪ウイルスにはいろいろな種類のものがあり、それぞれ少しずつ違った症状を引き起こします。

多くの場合、二、三日ゆっくりと休養し、十分な栄養と水分をとるだけで自然に回復しますが、症状がひどい時には風邪薬を服用することが多いようです。

くすり箱の風邪薬を調べてください。含まれている成分と、どのような症状に用いればよいのかが書かれているはずです。

「総合風邪薬（感冒薬）」と呼ばれているものには、解熱剤、せきを鎮める鎮咳《ちんがい》剤、鼻水やくしゃみを抑える抗ヒスタミン剤など、風邪のさまざまな症状に対応する成分が配合されています。

一方、風邪のタイプ別に用意されたくすりでは、特定の症状に対する成分が中心になります。

風邪薬は風邪の症状を改善しますが、病気の原因であるウイルスに対して作用しているわけではありません。あくまで症状を緩和するだけの、いわゆる「対症療法」です。

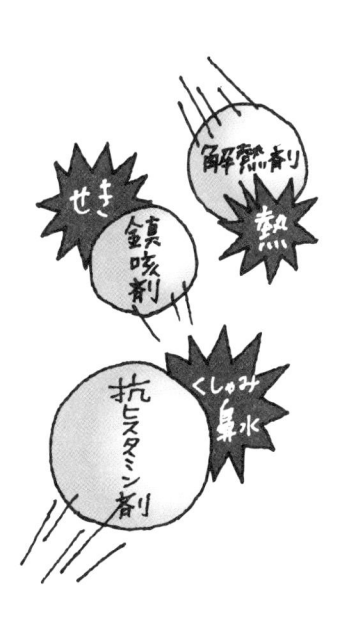

熱が下がったり、鼻がすっきりしたからといって、安心は禁物です。解熱剤や抗ヒスタミン剤が配合されているので、飲酒は慎むべきです。また、抗ヒスタミン剤は、眠気を誘ったり、頭がボーッとしたりすることがあるので、運転や機械の操作は避けるべきでしょう。

漢方薬では、桂枝湯《けいしとう》、葛根湯《かっこんとう》、麻黄湯《まおうとう》がよく用いられ、健康保険も適用されます。ただ、漢方処方の場合は、体力と症状にあわせ使い分ける必要があります。

開発進む、抗ウイルス剤

ウイルスは、とてもしたたかです。子孫を残すための設計図、遺伝子はきっちりと自分でもっていますが、それを複製したり、元のウイルスに組み立てるのは感染された生物で、「宿主《しゅくしゅ》」と呼ばれます。

また、ウイルスは他の生物とは違い、遺伝子もDNAかRNAのどちらかしかもっていません。しかもその遺伝子を包み込んで外界から守るための殻のような膜も、「宿主」に作ってもらったもの。生物として必要最低限のものしかもたず、自分だけでは増殖できないので、「宿主」を巧みに利用しているのです。

ウイルスは微生物ですが、抗生物質はほとんど効きません。直接的に効果のあるくすりも、そう多くはなく、身近なウイルス感染症である風邪一つをとっても、そのくすりは熱を下げたり、炎症を抑えたりする対症療法のためのものであり、原因となる風邪ウイルスに対して効果を期待することはできません。ウイルス感染症に対しては、ワクチンによる予防が中心でした。

しかし、いくつかのウイルスに対しては、とても効果的なくすりが開発されました。たとえば、ヘルペスウイルスにはアシクロビルやビダラビンが開発され、帯状疱疹《ほうしん》や単純疱疹の治療に一般的に用いられています。また、軟膏《なんこう》が一般用医薬品として、口唇《こうしん》ヘルペスの治療用に市販されるようになりました。

インフルエンザに対しては、オセルタミビル（商品名タミフル、内服薬）やザナミビル（同リレンザ、吸入薬）、ペラミビル（同ラピアクタ、点滴静注薬）、ラニナミビル（同イナビル、吸入薬）が使われます。

日本でも感染者（キャリアー）が増加しているＨＩＶ（ヒト免疫不全ウイルス）にも、二～三種類のくすりを併用することにより、ＡＩＤＳ発症をかなり遅らせることができます。

先進国ではウイルス感染症に対するワクチン、検査薬、治療薬が医療現場で日常的に使われるようになってきました。しかし、途上国では、経済的な事情などで、その恩恵を受けることができるのは、ごく一部の人たちだけです。くすりの世界でも、今、国際化が大きなテーマになっています。地球規模でくすりのあるべき姿を考える時、理科系的発想に文科系的な考え方を盛り込む必要があるようです。

花粉症の季節の前に

花粉症になるとせっかくの春が近づいても、外出するのもおっくうになります。少しでも症状をやわらげたいので、鼻炎のくすりの成分を調べてみましょう。

ＯＴＣ薬（一般用医薬品）で中心となるのは、抗ヒスタミン剤。鼻の粘膜のむくみやむずむず感など、いろいろなアレルギー症状を引き起こすヒスタミンという物質の受容体をブロックします。短時間のうちに、鼻水などは改善しますが、ひどい鼻づまりにはそれほど有効ではありません。気をつけたいのは、眠気の副作用が出やすいこと。十分、注意しましょう。

抗アレルギー剤と呼ばれる新しいくすりも開発されています。第一世代の抗ヒスタミン剤とは作用機序が異なり、眠気を起こしにくいことも特徴です。これまで医療用だったものが、スイッチＯＴＣで市販薬にも使われ始めました。

鼻の粘膜に直接、くすりを噴霧する点鼻薬も一般的になりました。多くのＯＴＣ薬に配合されているのが、血管収縮剤。鼻粘膜の血管を収縮させ、腫れをおさめます。この成分は鼻づまりには即効性がありますが、効果は長続きせず、また連用すると効きにくくなるので、使い方には注意が必要です。

市販の薬を使い続けても症状が良くならない時は、医師の診察を受けましょう。医師の処方する点鼻薬には、ステロイド（副腎皮質ホルモン）が主成分のものもあります。炎症を抑える作用が強力で、点鼻すれば鼻の粘膜だけに作用するので、全身への副作用の心配もほとんどありません。ただし、あまり即効性はありません。決まったころに症状が出る花粉症などの場合には、症状が出始める少し前から予防的に使うととても有効です。

花粉症に使う漢方薬

花粉症の治療に漢方薬を使うこともあります。中でも、麻黄附子細辛《まおうぶしさいしん》湯《とう》や小青竜湯《しょうせいりゅうとう》は、鼻水に即効性のある処方として、比較的よく用いられます。麻黄附子細辛湯の構成生薬は、麻黄《まおう》、細辛《さいしん》、そしてトリカブトの地下部を加熱処理などによって弱毒化した附子《ぶし》です。小青竜湯には、麻黄、細辛のほか、半夏《はんげ》（サトイモ科カラスビシャクの塊茎）、芍薬《しゃくやく》（シャクヤクの根）、乾姜《かんきょう》（湯通し、または蒸して乾燥させたショウガ）、桂皮《けいひ》（シナモ

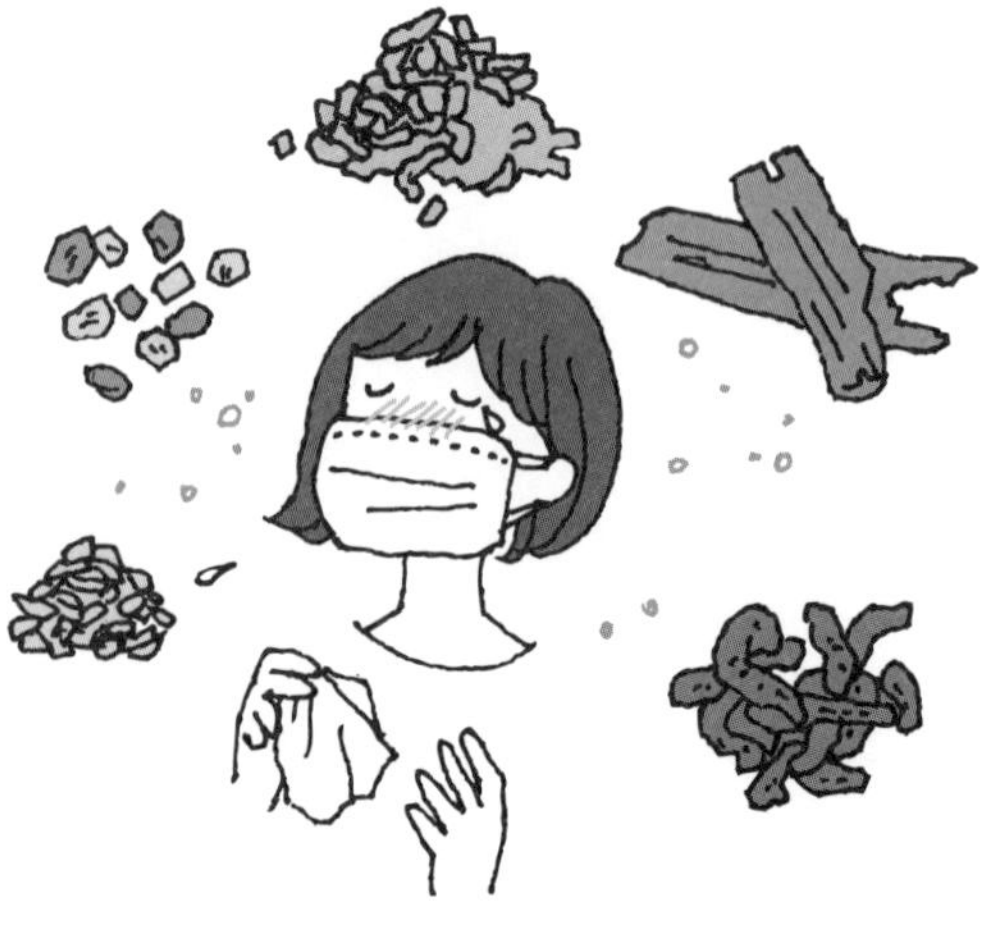

ン）、甘草《かんぞう》、五味子《ごみし》（チョウセンゴミシの果実）が加わります。
どちらの処方にも配合されている麻黄の主成分は、エフェドリン。交感神経を興奮させる作用が強いので、少し気をつけてください。漢方薬は自然のものを材料にしているので合成薬よりも効き目が穏やか、というイメージがありますが、必ずしもそうとも限りません。

エフェドリンは、スポーツ競技などでのドーピング禁止物質です。麻黄には一％程度のエフェドリンが含まれています。競技会などに出場する可能性のある場合には、事前に医師や薬剤師と十分に相談してください。

漢方医学では、西洋医学とは異なる観点から、症状とその人の体質を総合的に判断して適切な処方を選びます。また、最近は漢方薬と新薬を症状に応じて使い分ける医師も増えています。漢方薬の多くが保険採用されているので、漢方に詳しい医師に相談して自分にあった処方を見つけてもらうのもよいでしょう。

日焼け止めで肌を守る

新緑のころになると紫外線も強くなり、身近な化粧品である日焼け止めを使う機会が増えます。

化粧品はそのイメージから、くすりの世界とはあまり関係ないように思われがちですが、医薬品、医薬部外品と並んで「薬事法」で扱われ、定義もされています。ここにその一部を引用しました。いかにも硬い表現です。

『この法律で「化粧品」とは、人の身体を清潔にし、美化し、魅力を増し、容貌を変え、又は皮膚若しくは毛髪を健やかに保つために、身体に塗擦、散布その他これらに類似する方法で使用されることが目的とされている物で、人体に対する作用が緩和なものをいう。（薬事法第二条3）』

日焼け止めに配合されている成分のうち、日焼け防止に直接的に効果を発揮するのは、紫外線を散乱させたり、吸収する成分です。

紫外線散乱剤としては、微粒子の酸化チタンや酸化亜鉛が一般的で、薄く塗り広げることで、皮膚を紫外線から物理的に遮断します。紫外線吸収剤は、成分そのものが紫外線を吸収することにより、皮膚に紫外線が届かないようにするものです。ケイ皮酸誘導体やパラアミノ安息香酸誘導体などがよく用いられます。

紫外線はその波長と生物に対する影響から、UVA、UVB、UVCの三種類に分けることができます。UVCはオゾン層で吸収され、地上には届きません。日焼けの主な原因となる紫外線は、UVB。紫外線の中でもっとも波長の長いUVAには、あまり日焼け作用はありませんが、皮膚の深いところにまで浸透して肌の老化を引き起こすことが知られています。

UVBに対する防止効果の目安は「SPF」という表示に続く数値で知ることができ、最大値は50。数値が大きいほど、より強い防止効果を期待できます。UVAに対する防止効果は、PA＋（ある）、PA＋＋（かなりある）、PA＋＋＋（非常にある）の三段階。いずれも容器などに比較的見やすく表示されているはずです。

散歩や買い物にはSPF15・PA＋、ゴルフなどで炎天下で長時間過ごす時にはSPF値が高く、PA＋＋以上の日焼け止め、というように場面に応じて使い分けるとよいでしょう。

虫よけ剤、子供には慎重に

虫を衣服だけでは防ぎきれない時、虫よけ剤を使うことがあります。有効成分はレモンユーカリ油やシトロネラ油など植物由来のもの、あるいはディート（DEET、ジエチルトルアミド）が一般的です。

ディートは一九四六年、米軍により開発されました。一九五七年から一般向けに販売され、蚊、ブヨ、ダニなどに対して効果的な忌避剤として世界各国で使用されています。しかし、子供に対して使用する時には注意が必要です。

厚生労働省は、二〇〇五年八月、ディートを含む医薬品や医薬部外品に以下の注意を記載するよう関係機関に連絡しています。

小児（十二歳未満）に使用する場合には、▽六カ月未満の乳児には使用しない▽保護者等の指導監督の下で六カ月以上二歳未満は一日一回、二歳以上十二歳未満は一日一～三回を目安にする▽顔には使用しない……など。

米国CDC（疾病対策センター）は一般向けの資料で、▽子供には自分で使わせない。

保護者などが手にとったものを子供に塗る▽小さい子供の目や口の周り、手には塗らない▽顔に使う場合には、まず手にスプレーしてからそれを顔に塗る▽傷口には使わない▽飲み込むと有毒である▽野外だけで用い、室内に戻ったらせっけんで洗い落とす……など、使用にあたっての注意をうながしています。また、レモンユーカリ油についても、製品に「三歳未満の幼児には使わない」という記載がある場合には、それに従うよう公表しています。

海外では、蚊に刺されてマラリア、デング熱、日本脳炎などで死亡する人は少なくありません。デング熱は東南アジアを中心に全世界で年間約一億人がかかっていると推定され、大都市でも安心できません。ウエストナイル熱は、一九九九年以降、北米でも大きな問題になっています。海外へ出かける時は、その地域で流行している感染症を、インターネットなどで確認するとよいでしょう。

消毒剤の使い分け

私たちは、普段から何気なく消毒、殺菌という言葉を使っています。厳密には、消毒とは、「ヒトに危害をおよぼす微生物」を殺したり、感染性をなくすこと。それに対して殺菌とは、「すべての微生物」を死滅させることです。しかし、日常生活では「消毒剤」と「殺菌剤」という言葉は、あまり区別されていないようです。

消毒剤には、ヒトに直接使うもの、まな板やふきんなど、身の回りのものの衛生管理用、またどちらにも使えるものがあります。分けて考えるほうがよいでしょう。

ヒトに使う場合にも、傷口の消毒、注射や手術の前の消毒、汚れた手の消毒など、場面によって消毒剤を使い分けます。

すり傷で軽症の場合は、きれいな水で十分に傷口の汚れを洗い流すことが基本です。傷のない皮膚の表面に付着した病原微生物に対しては、アルコール、逆性せっけんなどがよく用いられます。アルコールでは、エタノール（エチルアルコール）が身近でしょう。殺菌作用が一番強い濃度は七〇～八〇％です。

逆性せっけんでは、塩化ベンザルコニウムや塩化ベンゼトニウムが一般的です。せっけんという名がついていますが、あぶらや血液などの汚れがあると、消毒効果は弱まります。普通のせっけんと混じると、消毒効果はなくなるので注意が必要です。

消毒の幅広い用途に用いられるクロルヘキシジンやポピドンヨードなどは、マウスウオッシュやうがい薬にも配合されています。

まな板やふきん、衣服には、熱湯消毒も手軽です。八五度以上の熱湯を使うので、くれぐれもやけどには注意を！

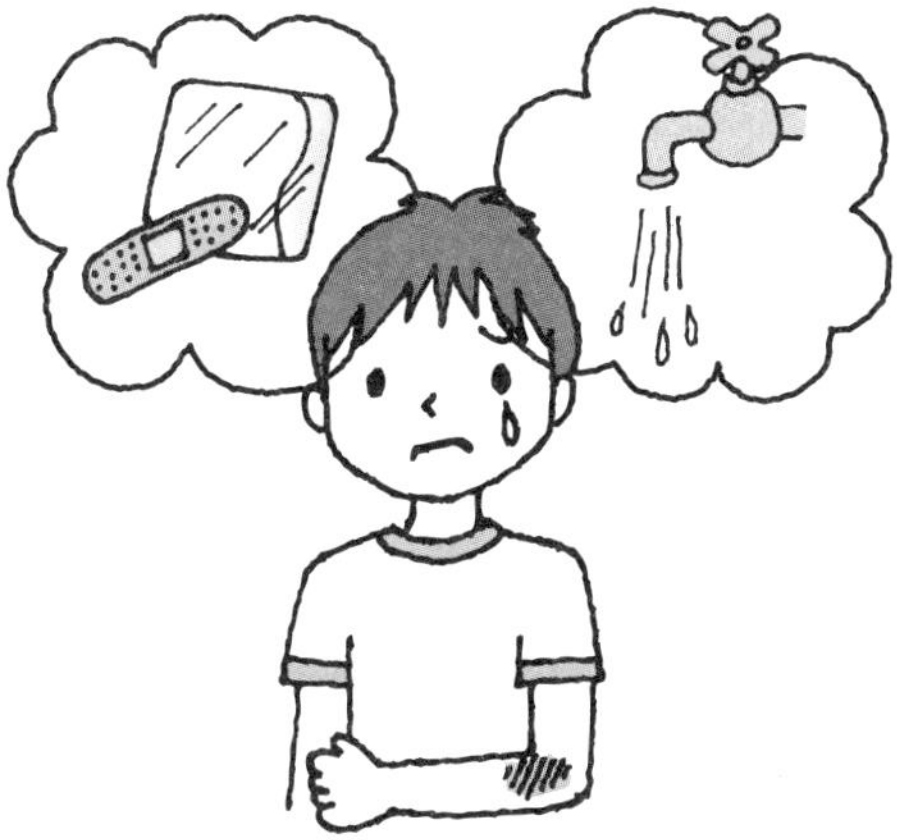

安心な水は生活の基盤

失われた水分や電解質（塩分など）を補うために、輸液（液体を体内に投与すること）を行うことがあります。

含まれているのは、塩化ナトリウム、塩化カリウム、ブドウ糖など。どれも身近なものばかりです。

水は、十分に精製したものを使います。まじり気のないきれいな水といえば、蒸留水を思い浮かべますが、最近はRO（逆浸透）膜で作ったRO水が製薬や食品工場はもちろんのこと、海水から淡水を製造する海水淡水化装置な

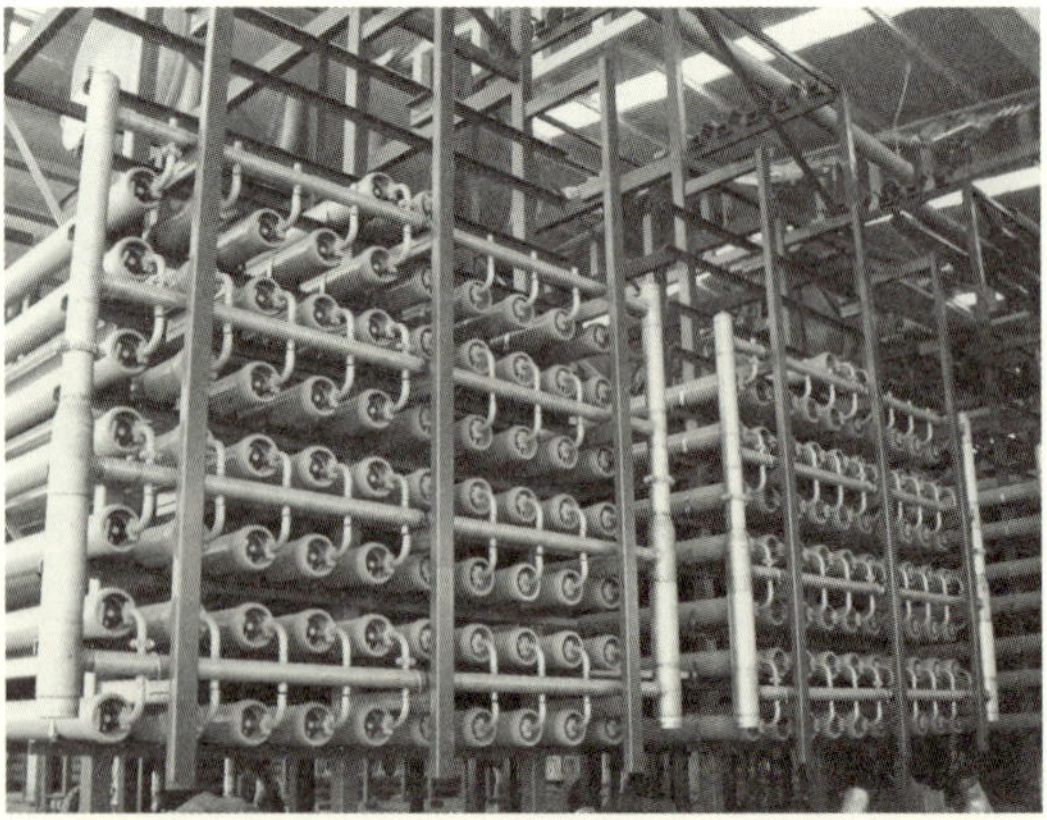

RO膜モジュールを使った海水淡水化プラント
（日東電工株式会社提供）

ど、さまざまな場面で利用されています。

日本にいると、安心して飲める水はあたりまえの存在ですが、飛行機で数時間も飛ぶと、きれいな水がないためコレラや赤痢などの水系感染症が大きな社会問題になっている国々があります。

コレラの一般的な治療法は、水分と電解質の補充です。ＷＨＯ（世界保健機関）では、塩化ナトリウム三・五グラム、塩化カリウム一・五グラム、重炭酸ナトリウム二・五グラム、ブドウ糖二〇グラムを一リットルの水に溶かした経口輸液（ＯＲＳ）を推奨しています。

ＯＲＳは、水分補給が必要な下痢症に一般的に用いられ、米国ＣＤＣ（疾病対策センター）でも旅行者下痢症（旅行中に起こる下痢症）の治療にＯＲＳの服用を勧めています。

コレラや赤痢などは、汚染された水や食べ物が原因です。日本では一九五〇年ごろ、赤痢の年間患者数は約十万人でしたが、水道の普及とともに激減し、最近は年間千人以下。その大半は、アジア地域への海外旅行中での感染と報告されています。

安心して飲める水の確保は、私たちの生活の基盤といえるでしょう。

活躍の場広げる張り薬

張り薬は、かつては膏薬《こうやく》と呼ばれていました。事故などで被害を与えたとき、相手に支払う治療費を膏薬代といったほど、膏薬は昔から身近な存在でした。

このごろは、肩凝りや打ち身の痛みの改善などには、抗炎症・鎮痛効果のあるローションを使うことが多いようですが、張り薬には根強い人気があります。

患部に直接張ることが多いので、張り薬の作用は局所的なものと考えられがちですが、最近は狭心症の治療や女性ホルモンによる更年期障害の症状の改善、気管支拡張、がんによる疼痛《とうつう》の緩和など、経皮吸収パッチ剤は多くの分野で活用されています。禁煙のためのニコチンパッチも身近な存在です。

パッチ剤はくすりを直接、体内に注入する注射剤と同じように、有効成分を短時間のうちに標的とするところに届けることができます。また、有効成分を少しずつゆっくりと長時間にわたって皮膚から体内に届けることができるので、経口投与や注射と比較して、効果が長続きします。皮膚から浸透したくすりは血液に入り、全身をめぐった後、肝臓で分解され、腎臓を通って尿中に排泄されます。経口投与と違い、胃等に負担を与えないことも特長です。

飲み薬や注射剤として使われてきたくすりを経皮吸収パッチ剤にするためには、皮膚を傷つけることなく、有効成分を浸透させるための技術が必要です。また、普段の生活では簡単にははがれないが、はがすときには皮膚に負担をかけない、「張る」というノウハウが必要です。粘着テープなどで実績をもつ会社が積極的に経皮吸収パッチ剤の開発を進めていることも納得できます。

くすりによっては、張る場所が決められています。狭心症に使う冠拡張剤では胸部や上腕部等、女性ホルモン剤では下腹部、臀部《でんぶ》等。同じところに張り続けていると、かぶれの出ることもあるので、気になったら医師や薬剤師に相談しましょう。

経験を科学で裏付ける

生薬の効用

落語に登場する「葛根湯《かっこんとう》医者」は、どのような患者さんにも葛根湯を使います。なぜ同じくすりを一見、何の関連もない病気に使うのかと考えてしまいますが、漢方は経験をもとにした独自の医学体系です。確かにこの処方は、風邪のほか、肩こりや頭痛、じんましんなどに用いられ、体質に合えば短時間で効き目が感じられます。

生薬は、どちらかというと作用が穏やかで効き目が出るまでに時間がかかるように受け取られていますが、決してそうとばかりはいえません。痛みを抑えるのに有効なものもあり、ペインクリニックでも各種の漢方処方を用いているところがあるほどです。

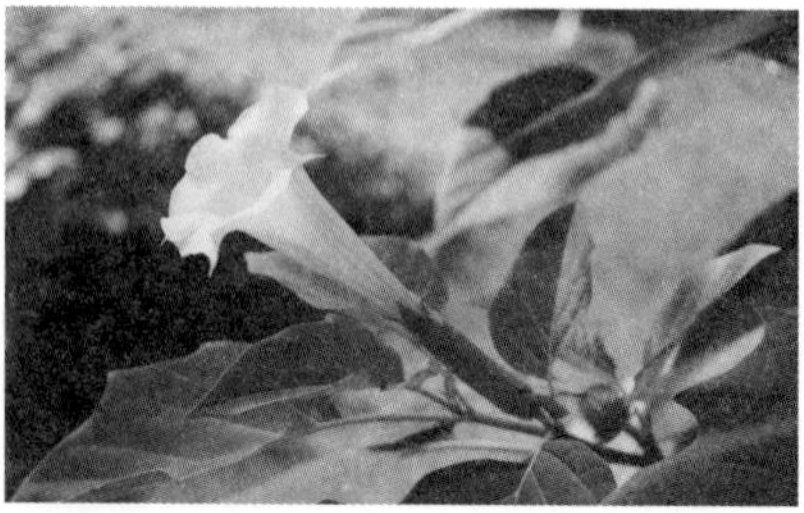

チョウセンアサガオ。別名マンダラゲ（曼陀羅華）
1804年、華岡青洲は、この生薬を配合した麻酔薬「通仙散」を開発し、世界で初めて全身麻酔下での手術に成功した（京都薬科大学　竹島繁雄博士提供）

中国、後漢末の華佗《かだ》が世界で初めて麻酔薬を使った手術をしたと伝えられ、日本では華岡青洲が生薬よりなる麻酔薬「通仙散」を自ら開発し、世界で初めて乳がん摘出の麻酔手術をしたことが記録されています。

日本では百を超える漢方処方が国の健康保険で使え、このことを外国の方に話すと驚かれます。厚生労働省が出すくすりのバイブルともいえる日本薬局方にも、二百品目を超える生薬や漢方処方エキスなどが収載されています。

漢方で用いられる生薬が体系的にまとめられたのは一～二世紀ごろです。このころに書かれたとされる中国最古の薬物書「神農本草経」には、漢方で使用されるほとんどの生薬が収載されています。ここでは三六五種の生薬を、上薬、中薬、下薬の三つに分けています。上薬は命を養い、無害で長期間服用しても問題ない。中薬は人によっては毒になることもあるが、上手に使えば薬効があり、体力を養う。下薬は病気を治療するもので毒性も強い。二千年近くも前に経験をもとにこのような考え方が確立していたことは驚くばかりです。しかし、そのままうのみにするのは少し危険です。

上手に使うととても効果のある漢方は、補完医療・代替医療の一つとして世界的にも注目され、長年の経験を臨床と基礎の両面から科学的に究明し、裏付けるための努力が今も続けられています。

有毒植物からくすり

「トリカブト」といえば、毒草の代表のように有名です。主な有毒成分はアコニチンで、ヒトでの致死量は数ミリグラム。かつてアイヌは、トリカブトの毒を矢に塗り、クマ狩りに使ったといいます。有毒成分は根、葉、花、花粉など植物全体に含まれています。誤って口にすると、中毒症状を起こし、重症の場合には、死亡することもあります。花がついていない時には山菜と間違えることもあり、事故例が報告されています。山菜採りには十分な注意が必要です。

強い毒性をもつトリカブトも、漢方ではその地下部を附子《ぶし》といい、八味地黄丸や麻黄《まおう》附子《ぶし》細辛湯《さいしんとう》など、多くの処方で使われています。ただし、附子はあまりにも毒性が強いので、加熱処理などにより毒性を減らしたものを用います。

日本薬局方にも収載されているロートコンは、有毒植物、ハシリドコロの地下部です。植物名は、食べると錯乱して走り回るところからつきました。主要成分であるアトロピンは副交感神経の働きを抑える作用をもつので利用範囲は広く、サリン中毒の治療にも

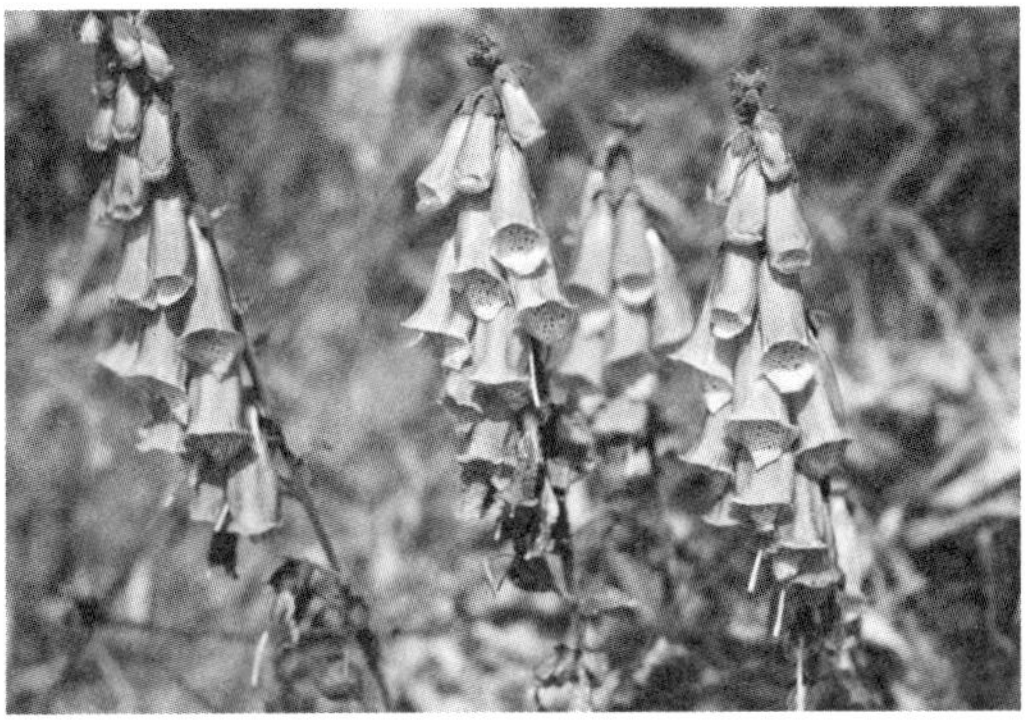

初夏に花を咲かせるジギタリス
和名キツネノテブクロは、英名foxgloveの直訳。江戸時代にシーボルトによって、日本に紹介された（京都薬科大学　竹島繁雄博士提供）

活躍しました。

花が美しく花壇にも植えられるジギタリスもよく知られた有毒植物です。その葉は一八世紀頃から心不全に経験的に用いられてきました。今でも循環器の病気によく用いられる強心配糖体であるジギトキシンやジゴキシンは、ジギタリスの葉を原点としています。

受け継がれる生薬

京都、祇園にある八坂神社は、大みそかの夜から元旦にかけて「をけら詣《まい》り」でにぎわいます。境内におかれた「白朮灯《をけら》ろう」には、白朮（キク科の植物）がくべられ、参拝者は「をけら火」を火縄に移します。火縄の先をくるくると回しながら家に持ち帰るのは、火が消えないようにするため。新年の雑煮をたく時の火種にして、一年間の無病息災を願います。

八坂神社で元日の夜明けごろに行われる神事は「白朮祭」。

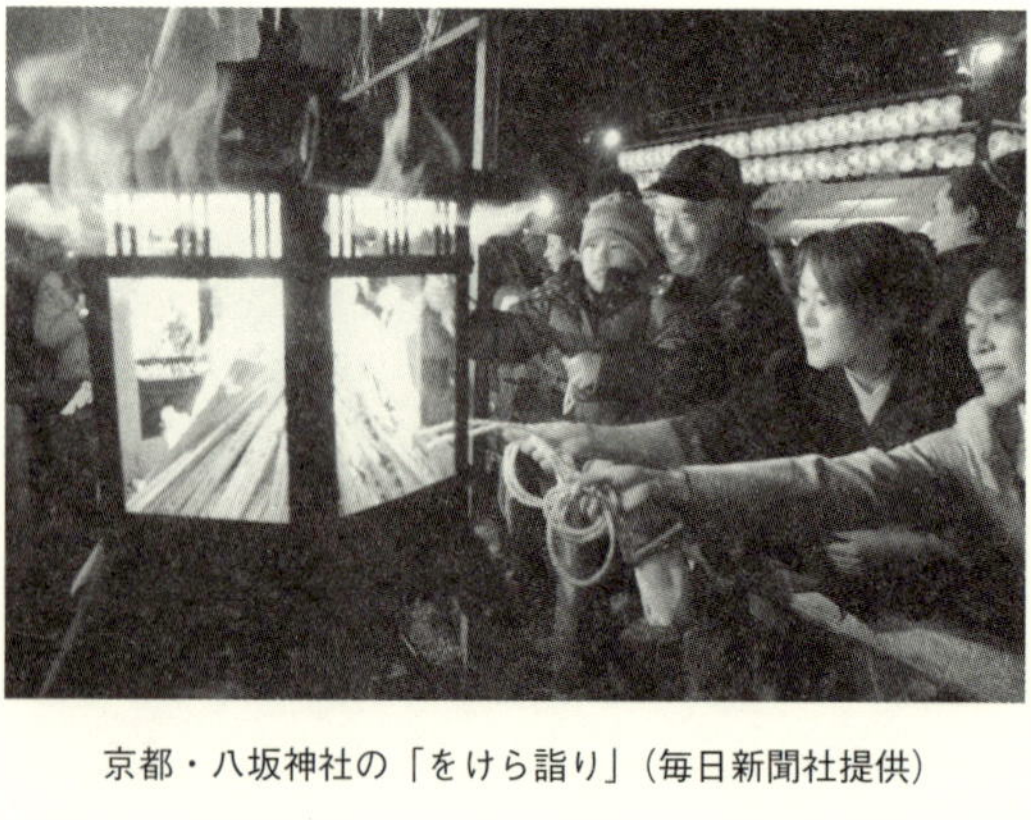

京都・八坂神社の「をけら詣り」（毎日新聞社提供）

生薬の世界では、「白朮」は「ビャクジュツ」と読みます。キク科の植物であるオケラの根茎で、漢方の原点ともいえる「神農本草経」にも上品として収載されている重要な生薬で、日本薬局方にも収載されています。

新年に飲むお酒はお屠蘇《とそ》。この習慣は、平安時代ごろからあったようです。屠蘇は健康に良いとされる種々の生薬を配合した屠蘇散を日本酒やみりんなどに浸したもので、一種の薬用酒といえるでしょう。使われる生薬は時代とともに少しずつ変化し、今は白朮や防風《ぼうふう》、桂皮《けいひ》、桔梗《ききょう》、山椒《さんしょう》、陳皮《ちんぴ》（ミカンの皮）などがよく使われます。

経験をもとに受け継がれてきた生薬は、私たちの生活に深く浸透し、文化として定着しているようです。

ミミズや化石も原料に

くすりの多くは化学合成されたもので、一定の品質のものを安定して供給できます。しかし、一から合成することが難しい場合には、天然物を出発原料にすることも多く、たとえばインフルエンザに使うタミフルは、最近まで中国料理の香辛料の一つである八角を原料にして合成していました。

民間薬や漢方薬では、天然物をほとんどそのまま使います。たとえば、しゃっくりを止めるには、民間薬として柿のへたをせんじたものが使われ、漢方でも柿蔕《してい》（柿のへた）に生姜《しょうきょう》（ショウガの根茎）と丁字《ちょうじ》を加えた柿蔕湯が漢方製剤として市販されています。しゃっくりに有効なくすりが少ないことから、病院でも入院患者さんのしゃっくりにはこのような「柿のへた」が使われることもあるようです。

西洋では、生薬はハーブとして定着し、医薬品の世界でもハーバル・メディスンという単語が一般的です。一方、漢方薬や日本の民間薬では、植物はもちろんのこと、動物や鉱物も積極的に用いられてきました。

牛の胆石は牛黄《ごおう》、胆汁を含んだままのクマの胆のうは熊胆《ゆうたん》と呼ばれ、重要な生薬です。また、解熱効果を期待して配合される地竜《じりゅう》は、ミミズを乾燥させたもの。かゆみなどに用いられる消風散《しょうふうさん》に含まれる蝉退《ぜんたい》は、セミの抜け殻です。

精神症状を指標に投薬され、健康保険にも採用されている桂枝加竜骨牡蠣湯《けいしかりゅうこつぼれいとう》や柴胡《さいこ》加竜骨牡蠣湯という漢方処方は、その名のとおり、桂枝あるいは柴胡に、大型動物の化石化した骨（竜骨）とカキの殻（牡蠣）などを加えたものです。

材料を知ってしまうとちょっと服用に抵抗があるかもしれませんが、漢方を専門にする先生は、普通ではまずいと感じる処方でも、体調に合っているものは簡単に受け入れられることが多いといいます。

自然はくすりの原料の宝庫です。最近は地球上のありとあらゆる環境から細菌などの微生物を収集。その遺伝子配列をデータベース化し、遺伝子情報をもとに、くすりの候補を探し出そうという試みが始まっています。

カレーにも含まれる生薬

暑い時にはあっさりとしたものが欲しくなりますが、なぜかカレーだけは別のようです。

タイやインドなどの暑い国では、カレー料理が日常的に食べられています。ただし、私たちがふだん慣れ親しんでいるカレーとは、少し味わいが異なります。

開国とともに世界中から日本に入ったカレー料理のレシピが、日本でカレーライスとして独自に発展し、世界各国の日本レストランでは気軽な日本食として喜ばれています。

カレー味の料理が暑い地方で好んで食べられるのは、原料となる香辛料が豊富なことや何か身体によいものがあるからでしょう。

市販のカレーに配合されている香辛料を調べてみると、そこには生薬として使われているものがたくさんあります。

たとえば、クローブ（丁子《ちょうじ》）、ナツメグ（肉豆蔻《にくずく》）、シナモン（桂皮）、フェンネル（茴《うい》香《きょう》）、ジンジャー（生姜《しょうきょう》）などです。

特有のよい香りで食欲を増したり、唾液《だえき》や胃液など消化液の分泌を促します。また、発汗を促進する作用なども知られています。

クミンやコリアンダー、カルダモンなども紀元前からハーブとして使われていたようです。カレーの黄色い色のもとであるターメリックは、ウコン（鬱金《うこん》）のこと。辛さのもとは、コショウやトウガラシ、ジンジャーなどです。

食欲もなくなってしまうひどい夏ばてには、漢方では補中益気湯《ほちゅうえっきとう》がよく用いられます。構成生薬は、人参《にんじん》、朮《じゅつ》、黄耆《おうぎ》、当帰《とうき》、柴胡《さいこ》、升麻《しょうま》、陳皮《ちんぴ》、大棗《たいそう》、甘草《かんぞう》、生姜。

陳皮はミカンの果皮、大棗はナツメの果実、生姜はショウガを乾燥させたもの。甘草は、甘味料としてさまざまな食品に添加されています。

消耗した体力を取り戻すのに役立つ生薬、料理の味わいを深めて食欲を増す香辛料が、長い経験を通じて見いだされ、今も私たちの生活に生かされています。

印籠の中身は？

印籠《いんろう》はその名のとおり、もともとは印や印肉を納めるためのものでしたが、江戸時代には携帯用のくすり入れとして用いられました。

時代劇でも、突然の腹痛などで困っている旅人に、印籠からくすりを取り出し、差し出すシーンがよくあります。

そこには、どのようなくすりが入っていたのでしょうか。

漢方の丸剤、それに加えて江戸時代から普及していた奇応丸や救命丸、反魂丹《はんごんたん》、陀羅《だら》尼助《にすけ》などの家庭薬が候補に挙がります。

奇応丸や救命丸は、今は小児薬として知られていますが、昔は大人も服用していたようです。成分は、人参《にんじん》、麝香《じゃこう》、熊胆《ゆうたん》（クマの胆汁を乾燥させたもの）、牛黄《ごおう》（ウシの胆のうにできた結石）などの高価な生薬なので、当時は高貴薬として珍重されていました。

西日本では奇応丸、東日本では救命丸と、地域によってブランドが今も定着しています。

反魂丹は、富山の売薬の原点といえるものです。元禄のころ、富山藩主、前田正甫《まさとし》公が、江戸城内で腹痛に苦しむ大名に反魂丹を勧めたところ、すぐに効果があらわれ、このくすりが全国的に有名になったという逸話があります。ただし、現在販売されている反魂丹の成分は、昔のものとは異なるようです。

吉野や、二上山のふもとにある當麻寺《たいま》などでは、陀羅尼助が有名で、江戸の町でも販売されていました。主成分は黄柏《おうばく》。成長すると二〇メートルにもなる大木、キハダの樹皮で、苦味健胃薬の代表です。かつて當麻寺中之坊では、大釜に入れた黄柏を仏さまへの供養の真言、「陀羅尼」を唱えながら煮詰め、そのエキスを板状に固めてくすりとした、ということです。

医療制度が十分でなかった江戸時代には、印籠のくすりは旅先で大きな安心を与えてくれたに違いありません。

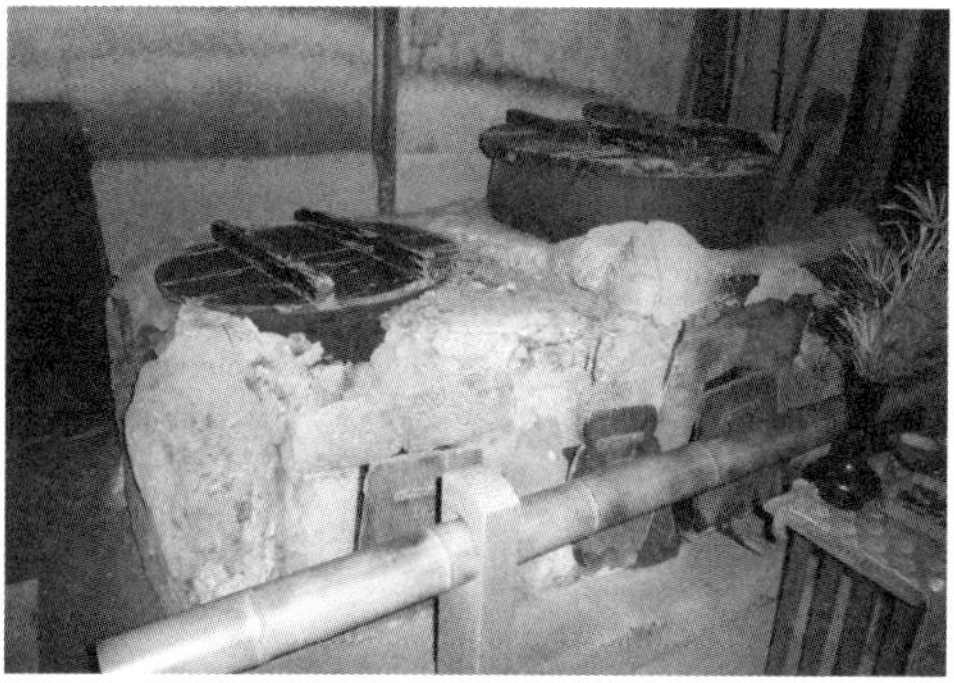

當麻寺の大釜
陀羅尼助は、今も和漢胃腸薬（第２類医薬品）として當麻寺で販売されている

生薬、客観的に評価しよう

漢方、生薬にも短時間のうちに効果を示すものがあります。たとえば、鎮痛作用。究極の鎮痛剤ともいえる麻薬系鎮痛剤はモルヒネなど、植物を出発点にしているのですから、漢方処方や生薬が優れた鎮痛作用をもっていることは納得できます。

漢方に詳しい内科や麻酔科の先生が『痛みの漢方治療』（医歯薬出版、二〇〇九年）という本を出版し、そこで話題になったのが中国で使われているという少し珍しい鎮痛処方。構成生薬は、乳香《にゅうこう》、没薬《もつやく》、蒲黄《ほおう》、五霊脂《ごれいし》など。

乳香、没薬はいずれも中近東に分布するカンラン科の植物の樹脂で、キリストが誕生するときに東方からの三賢者が黄金とともに、乳香、没薬をささげたと聖書に書かれています。

蒲黄は、蒲《がま》の花粉。神話では、毛をむしられ赤肌になり、痛みに苦しむ因幡《いなば》の白兎《しろうさぎ》に、「これを使ったら楽になりますよ」と大国主命《おおくにぬしのみこと》が治療に使ったといわれる伝説のくすりです。

中国では「空を飛ぶもので食べないのは、飛行機」「四つ足で食べないのは、机」という俗説があるほど、ほとんどのものを食材にするようです。生薬の世界でも例外ではありません。五霊脂は、ムササビの糞《ふん》が原材料。

ツバメの巣やフカのひれが高級料理の材料になるのですから、五霊脂も経験から薬効が評価され、長い歴史の中での試行錯誤で、他の生薬と組み合わされ、医療の現場で活用されるようになってきたのでしょう。しかし海外で使われているからといって、それをうのみにするのは、とても危険。必ず医師に相談してください。

新薬開発では、いかにして新しい医薬品の候補、またその材料を探し出すのかが、今なお大きな課題です。と同時に、複数のくすりの組み合わせが、どのような善い効果、また思わぬ悪い効果を引き起こすのかを客観的に評価することが、重要な研究テーマになっています。

健康食品・サプリメント

健康食品、自分で勉強を

「健康食品」は、深く社会に定着しているようです。しかし、その定義はあいまいで、国が許可、あるいは規格を示した「保健機能食品」から、健康に良いという経験的裏付けのある食品、なんとなく健康に良さそうなイメージのものまで、さまざまな食品が健康食品として多様な販売ルートで流通し、一部には専門家が疑問に感じるものもあるようです。

「保健機能食品」は、国が定めた安全性や有効性などを満たした食品で、「特定保健用食品（とくほ）」と「栄養機能食品」の二種類あります。

「とくほ」は、健康に役立つことの科学的根拠があり、国の審査を受け、「特定保健用食品」と表示する許可を受けたもの。「血圧を正常に保つのを助ける」、「おなかの調子を整えるのに役立つ」などと、どのように健康に良いのかを具体的に表示することができます。

「栄養機能食品」は、ビタミンやミネラルの補給を目的とする食品で、含まれる栄養素とその機能、たとえば「鉄は赤血球を作るのに必要な栄養素です」と表示することができます。

健康食品として販売されていても、一般食品はその効果をうたうことが法律で禁止されています。テレビや新聞、雑誌の宣伝で、「きっと健康に良いのだろう」と感じさせる表現の横に、「これは使用した個人の感想です」といったコメントが付け加えられているのはそのためです。

ごく一部ですが、健康食品が薬事法違反で問題になることがあります。これは、本来は書くことのできない効能効果を宣伝しているケース。また医薬品成分を配合した場合などです。健康食品が気になったら、宣伝ではなく信頼できる専門家の意見を聞くか、公的機関の資料をもとにきっちりと勉強することが必要でしょう。

なお、国立健康・栄養研究所の「健康食品の安全性・有効性情報」(http://hfnet.nih.go.jp/)には、科学論文をもとにした健康食品の情報がまとめられています。

サプリ、過剰摂取に要注意

サプリメントというと、カプセルや錠剤、顆粒《かりゅう》など、くすりのような雰囲気の健康食品を思い浮かべるようです。日本では、はっきりとした定義はなく、国ごとに基本的な考え方や取扱いも異なります。

まじめなサプリメントは、食生活を通じた健康づくりに役立ちますが、使用にはいくつかの注意が必要です。

たとえば、日常の食事から不足しがちな成分を補うためといっても、食事からの摂取量を考えずに、漫然とサプリメントを利用していると、過剰摂取になる可能性があります。特に子どもへの使用には、十分な配慮が必要です。

サプリメントのメリットの一つは、特定の成分を簡単に大量摂取できること。それだけに自分できっちりと摂取量を管理する必要があります。また、ハーブなど自然の素材は安心、と宣伝されていますが、決して一概にそうとはいえません。特にくすりを服用中は、相互作用が問題となるケースも報告されているので、薬剤師などの専門家に相談してください。

健康食品は、あくまで「食品」です。しかし一部の海外製品を中心に、効果の増強のため、違法に医薬品成分が添加されていることがあります。医薬品成分の含まれた輸入ダイエット用健康食品による大規模な健康被害の後も、強壮用などで違法なものが目立ちます。

厚生労働省は、強壮やダイエットをうたい文句にする健康食品やいわゆる脱法ドラッグを店頭やネットで買い上げ、違法な成分が入っていないかを二〇〇一年度から継続して調べています。〇九年度の報告では、強壮を目的とする一三五製品中、一三製品からバイアグラやそれと類似の化学構造、作用をもつ成分などが検出された、ということです。

国によっては、サプリやくすりに対する考え方が日本とは大きく異なっていたり、品質保証が十分でない場合もあります。インターネットを使って海外通販を楽しむときには、これまで以上に「自己責任」が問われます。

栄養摂取はバランス良く

明治になるまで肉食は避けられていましたが、獣肉を食べる習慣は古くからあったようです。薬《くすり》食《ぐ》いと呼ばれ、俳句の季語では、冬。与謝蕪村は「くすり喰い　人に語るな鹿ヶ谷」と詠んでいます。蕪村は、鹿肉が好物だったのでしょうか。

普段は口にすることに抵抗があるものでも、くすりということであれば黙認されたのでしょう。「池田の猪《しし》買い」という上方落語では、冷えに悩む主人公が「イノシシなどの肉を食べて元気をつける薬食いがよい。イノシシはしとめたばかりのものを」と話を聞きます。道を尋ねながらの池田までの道中、猟師さんとのやり取りが面白く、薬食いで体調を整える文化が庶民に定着していたことが感じられます。

フランスなどでは、この時期になると肉店やマーケットには、狩猟でしとめた野生のシカ、ウサギ、イノシシ、キジなどのジビエが並びます。越冬のための栄養を体内に仕込んだ野生の鳥獣肉を用いたジビエ料理は、ヨーロッパの寒くて長い冬には欠かせないものです。

病気にならないように、またちょっとの病気に打ち勝つ体力をつけるためには、しっかりと栄養をつけることが必要です。しかし、「効果」を期待するあまりに、特定のものばかりを多量にとり続けることには注意が必要。食事のバランスに気をつけましょう。

食事で不足しがちな成分を補うなどの目的でサプリメントを利用する人は増え、市場も急速に拡大しています。この一週間にどのような食事をしたのか、サプリメントやくすりはどのようなものを使ったのか、そして仕事や運動などでどの程度の活動をしたのかなどを一覧にしてみると、不足しているもの、また逆に過剰な摂取を見つけることができます。

くすりと食品の間の垣根が低くなりつつある今、食品を薬学の目から見つめる動きが始まっています。

整腸剤　善い細菌との共生

体内に細菌が侵入すると大変です。注射剤や点眼剤が無菌なのは、体内、たとえば血液中に細菌が入ると大きな問題を引き起こすからです。しかし、消化管は口から肛門まで続く一本の長い管なので、無菌状態の体の中からみると「外界」と同じことです。

大腸にはざっと百兆個の細菌が棲《す》みついています。便の固形物の約三割は細菌。その多くはヒトにとって無害なもので、なかには悪い細菌と戦い、また感染への抵抗力を高めたりと、私たちの健康を陰から支えてくれる細菌も数多くあります。いつも私たちと一緒に生活している彼らを汚い、と毛嫌いしないでください。

このような善い細菌は、私たちの健康の維持にはなくてはならない存在です。たとえば、乳酸菌は善い細菌の代表といえるでしょう。ヨーグルトや漬物など、世界中にはそれぞれの地域を代表する発酵食品があり、健康と深い関係のあることが報告されています。乳酸菌は、多くの発酵食品の製造に欠かすことができません。

整腸剤は、乳酸菌などヒトの腸を正常に保つのに役立つ細菌をくすりにしたものです。

おなかの調子が悪い時に整腸剤を飲むのは、このような善い細菌が大腸の中で定着し、大腸の中にいる悪い細菌をいづらくするのが目的です。

二〇〇七年九月、日本で宇宙微生物学のワークショップが開催されました。JAXA（宇宙航空研究開発機構）、NASA（米航空宇宙局）、ESA（欧州宇宙機関）などから専門家が集まり、宇宙ステーションなどでどのように微生物を管理すればよいのかが討論されました。悪い微生物が幅をきかすと、ヒトに危害が生じるだけではなく、電子機器や配線、センサーにまで大きな影響を及ぼすことが問題となっています。二〇一〇年にはドイツとベルギーで有人宇宙探索に関するロードマップ作成の会議がありました。有人の火星探査や月面居住を本気で計画しているEU諸国や米国の専門家に日本人も加わって、長期間の宇宙生活をするときには、悪い菌を見張るとともに、善い菌を積極的に活用することも必要かもしれない、という論議も始まっています。

微生物はヒトにとっては必須のパートナー。微生物の助けなしには、人間の生活は成り立ちません。善い微生物との共生がこれからの大きなテーマです。

もとは薬用だったお茶

寝る前に濃いお茶やコーヒーを飲むと眠れなくなることがあるのは、カフェインの影響です。

禅宗を日本に伝えたとされる栄西禅師は中国から茶の種を持ち帰り、その飲み方や栽培法を紹介し、禅僧は眠気を払うためにお茶を飲んだといわれています。著書、喫茶養生記の序の文頭で「茶は養生の仙薬なり。延齢の妙術なり」と記しているように、お茶はもともとは薬用であったものが、次第に飲用として私たちの日常生活に定着しました。

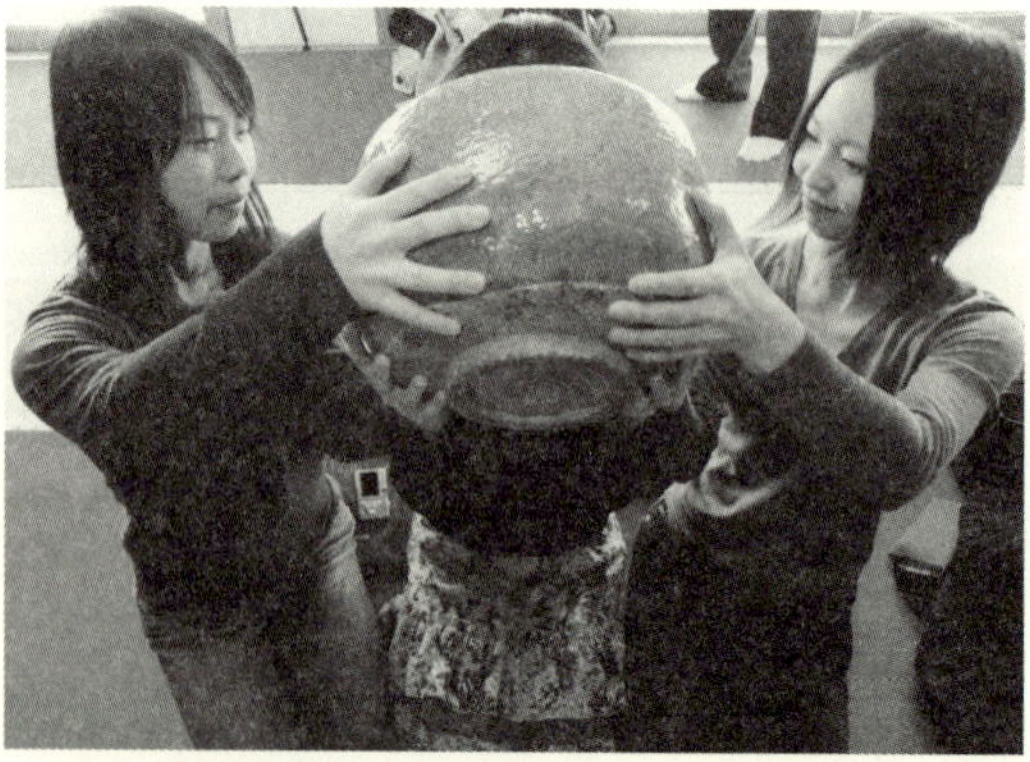

お茶は平安時代から貴族や僧侶に飲まれ、今もお茶にまつわる行事は多い（奈良市の西大寺で。毎日新聞社提供）

日本食品標準成分表によると、お茶の葉のカフェイン含量は、玉露（三・五％）、抹茶（三・二％）、煎茶（二・三％）、紅茶（二・九％）。一煎目は二煎目の倍以上のカフェインが含まれ、一杯のお茶には一〇～五〇ミリグラム、コーヒーには五〇～一〇〇ミリグラム程度が含まれています。ただし、産地やグレードはもちろんのこと、入れ方や飲む量によっても大きく異なります。

カフェインは、かぜ薬やドリンク剤に配合されるほか、カフェイン入りを売り物にしているキャンディーやガム、ドリンク剤風の容器に入った清涼飲料水もあります。また、普通のチョコレートよりカカオ分の多い高カカオチョコレート一〇〇グラムは、一杯のコーヒーと同程度のカフェインを含むことが、国民生活センターにより報告されています。

カフェインを眠気などに薬として使う時は一回一〇〇～三〇〇ミリグラム、一日二、三回までが基本です。医薬品や医薬部外品と違い、食品の場合には、含まれている成分の量が明記されていないことが多いので、カフェインのとり過ぎが気になる場合には、常識的な範囲での摂取を心掛けることが必要でしょう。

気をつけておきたいこと

高温、湿気、直射日光に注意

家の中を見まわしてください。風邪薬、胃腸薬、目薬、ビタミン剤……。医師に処方された抗生物質や血圧のくすりなどもあるかもしれません。保管方法は、だいじょうぶでしょうか。

くすりを保管する時のポイントは、高温、湿気、直射日光を避けること。多くの場合、「直射日光の当たらない、湿気の少ない涼しい場所」と書いてあるようです。

日本薬局方では、「常温・一五〜二五度、室温・一〜三〇度、冷所・一〜一五度」としています。室温保存のものは、三〇度を超えないように、少なくとも直射日光は当たらないように注意しましょう。

室温で保管するくすりは、乾燥剤とともにまとめて密閉容器に入れて、子供の手の届かないところに置くのが安全です。飲みやすいように甘みや香りをつけたくすりもあるので、小さな子供がお菓子と間違っては、大変です。ふたの部分に工夫し、押し付けながら回さないと開かない誤飲防止キャップを採用しているものもありますが、くすりは子供の手の届かないところに置くのが一番です。

湿気が少なくて、涼しく、暗いところといえば冷蔵庫を思い浮かべますが、錠剤、カプセル剤、粉薬を冷蔵庫に入れておくと、取り出したときに室温との温度差で湿気を帯びたり、容器に結露することもあるので、あまりお勧めできません。

保管に特別の注意が必要なくすりには、薬袋や容器に具体的な保管方法が書かれ、薬剤師さんが説明してくれるはずです。たとえば、坐薬《ざやく》は体温で溶けるようになっているので、普通、冷蔵庫で保管します。

気温が高いときには、水薬や軟膏《なんこう》、点眼剤などを冷蔵庫で保管することもよくありますが、特別の指示がない限り、冷凍庫には入れないでください。凍結させると成分が変化するものもあるからです。

くすりの保管で最も注意が必要なのは、夏季の車の中でしょう。車での長期の旅行で、毎日は使わないからといって、くすりを車内に放置しないでください。

使用期限過ぎたら処分を

くすりには、使用期限があります。ＯＴＣ薬（一般用医薬品）では、箱や容器に記載されているはずです。医師から処方されたくすりに期限が書かれていないのは、出されたくすりはすべて指示された期間内に服用することが前提となっているからです。症状が良くなったからといって、余ったくすりを残しておくことは禁物。治療薬は医師の診断のもとに使ってこそ効果が期待できるものであり、素人判断は危険です。

痛み止めなど、「頓服」として処方されたくすりはどうしても「いつか使うことがあるかもしれないから、とっておこう」と考えがちですが、医師や薬剤師から特別の説明のない限り、避けてください。

使用期限は、未開封のものに対する期限です。開封後は、変質しやすくなります。たとえば点眼剤やシロップ剤は、開封後は保存状態がよくても二～三カ月が限度。開封した日付を記入しておくとよいでしょう。

時間とともにくすりの成分は変化し、期待した薬効が得られないばかりか、品質面で問題の生じる可能性もあります。期限切れやよくわからない古いくすりは、もったいないと思わずにすぐに処分してください。

使用期限は多くの場合、製剤後二～三年程度ですが、極端に短いものもあります。たとえば、血小板製剤。ヒトの血液から分離した血小板を製剤化したもので、時間の経過とともに血小板の機能が低下するからです。日本では採血後四日間。ただし血小板製剤として使えなくなっても、製剤中に含まれる血漿《けっしょう》には病気の治療に有用なたんぱく質が含まれているので、期限を過ぎたものはアルブミン製剤やグロブリン製剤の原料として使い、献血の善意を無駄にしないようにしています。

血小板製剤の期限は、米国やEU諸国では五日が一般的ですが、細菌検査の方法を工夫することなどによって、延長することも論議されています。細菌検査は結果が出るまでには数日が必要ですが、日本で開発された新しい方法では、当日中に結果を得ることもできるので、実用化が期待されています。

飲酒で服薬に悪影響も

年末年始や歓送迎会のシーズンは、お酒を飲む機会が多くなります。しかし、風邪気味なのでくすりを飲んでから一杯、は避けましょう。アルコールは、くすりの作用に大きな影響を与えることがあります。たとえば、解熱鎮痛剤として多くの風邪薬に配合されているアセトアミノフェンでは、飲酒により肝臓の障害や消化器症状などのリスクが高くなることが知られています。また、くすりの作用を強めたり、逆に弱めたりします。

アルコールが体内で代謝される速度には個人差がありますが、ざっというと一時間で分解できる純アルコール量は約七グラムといわれ、五〇〇ミリリットルのビールが体から抜けるには三時間以上、日本酒二合では約八時間が必要です。アルコールの影響を受けやすいくすりを服用するときには、注意してください。

服薬時の飲酒には十分な配慮が必要だからといって、アルコールとくすりとの相性が悪いかといえば、一概にそうともいえません。薬用酒はアルコールを使って生薬の有効成分を穏やかに引き出したもので、世界中で親しまれています。カクテルのベースとしても欠かせないジンは、もともとはオランダで薬酒として作られたものです。独特の香りは、ジュニパーベリー（杜松《ねず》の実）など、草根木皮によるもので、その配合は銘柄ごとに異なります。

日本薬局方にも「ブドウ酒」が収載されています。「本品はブドウの果実を発酵して得た果実酒。エタノール一一％以上一四％未満を含む」とあります。効能・効果は、食欲増進、強壮、興奮など。用法・用量は、「成人一回一匙《さじ》（一五ミリリットル）または一酒杯（六〇ミリリットル）を経口投与」。お酒好きには、この量では逆にストレスになるかもしれません。「酒は百薬の長」ということわざがありますが、吉田兼好が徒然草で「百薬の長とはいへど、万《よろず》の病は酒よりこそ起《おこ》れ」とあるように、お酒は飲み方が難しいようです。

くすりは、服用量と服用方法をきっちりと守ることが大切です。飲酒時に服用してもよいのか、運転や機械の操作に問題はないのか。不明な場合には、必ず薬剤師や信頼できる専門家に相談してください。

お酒のアルコール濃度

ワイン	10－14％
日本酒	15－16％
ビール	4－6％
ウイスキー	40－50％

（上記の数値は、あくまで目安です）

味やとろみで飲みやすく

「オブラートに包む」という比喩《ひゆ》があります。くすりを飲む時にオブラートを使うと苦い味が口に広がらないことから、辞書には「相手に刺激を与えないように、遠まわしな言い方をする」とあります。

錠剤、カプセル剤、顆粒《かりゅう》剤などの普及で、オブラートを使う機会は昔ほどではありませんが、今でも愛用者は多いようです。成分はデンプンで、くすりをやわらかく包み込み、胃に届けます。

子供やお年寄りは、くすりをうまく飲み込めないことがあります。そんな時には、服薬補助ゼリーを使うこともあります。ゼリー状のオブラートといえるでしょう。水を加えてとろみをつけるタイプやゼリー状のものが市販され、くすり独特の味を和らげるため、果物やチョコレートなどの味が付けてあります。粉薬はもちろんのこと、錠剤やカプセル剤をゼリーに包み込むようにしてから、スプーンなどを使って飲ませてあげるとよいでしょう。もちろん同時にコップ一杯の水も飲むようにしましょう。くすりが吸収されやすくするためです。

最近は口腔《こうくう》内崩壊錠といって、水なしで服用できる錠剤も登場しています。唾液《だえき》や少量の水で溶けるようになっているので、のどや食道につかえにくく、飲み込む力の低下したお年寄りでも服用しやすいのが特長です。

漢方エキス製剤の多くは顆粒になっているので、粉薬よりは服用しやすいはずですが、飲みにくい場合には、白湯《さゆ》に溶かすとよいでしょう。漢方エキス製剤は生薬を煎《せん》じた液を濃縮し、粉末に乾燥させたものなので、インスタントコーヒーのように白湯に溶かすともとの姿に戻るわけです。味が気になる場合には、好みによって砂糖や、はちみつを加えることもあり、一度に飲むのが大変な場合には、何回かに分けてゆっくりと服用するのも方法です。

お年寄りや子供がくすりを嫌がったら、薬剤師に相談してみるとよいでしょう。

くすりで起こる困った症状

くすりは、副作用以外にも困った症状を引き起こすことがあります。たとえば、アレルギー反応や直接の刺激によるかぶれなどです。

最も危険な症状は、喉頭《こうとう》浮腫（のどの粘膜がむくむ）で呼吸が困難になったり、血圧が急激に下がったりする、いわゆるアナフィラキシーショック。しかし、このような重篤な症状はごくまれなので、あまり過剰に心配しないでください。

薬物アレルギーで最も多いのは、皮膚に起こる症状です。ポツポツと赤くなったり、虫刺されのように膨れる、じんましんのようなもの、とさまざまで、多くの場合、かゆみを伴います。全身にでることもあれば、手足などの一部分だけのこともあります。見た目だけから薬物アレルギーかどうかを判断することは、かなり難しいようです。アレルギーの気になる症状が出た時には、医療機関でその原因をきっちりと調べてもらったほうがよいでしょう。

くすりは市販後も副作用などの情報が集められ、どのようなくすりにどんな副作用があるのか、アレルギー反応を起こしやすいかなどの情報がまとめられ、分析後、ネットなどでも公開されています。しかし、どのくすりでも、予見できない反応を起こす可能性があります。アレルギー反応は、くすり以外に食べ物やサプリメントなどでも起こるので、原因を探すためには、いつ何をとったかをリストアップすることも必要です。

ぬり薬やシップ薬などでは、触れた部分だけがかぶれることがあります。これは直接の刺激によるもので、化粧品や毛染めで起こることもあります。

日光の刺激も要注意です。たとえば、触れた部分に日光が当たって、その部分だけではなく、全身に皮膚炎が広がる場合もあります。また、ある種のくすりでは、服用後に日光に当たり、同様の症状の起こることが報告されています。

このように、薬物アレルギーの症状はさまざまです。一度アレルギーを起こしたくすりは、名前をメモしておいて、医療機関を受診する時には正しく伝えることができるようにしておきましょう。

血中濃度が保たれて効く

何気なく服用しているくすりは、どのように吸収され、また体外に排泄《はいせつ》されるのでしょう。少し調べてみると、なぜくすりが効き始めるまでに時間がかかるのか、また一定の時間おきに服用しなければいけないのかが理解できます。

消化剤や整腸剤など、胃や腸の中で働くものは別にして、多くのくすりは主に小腸から吸収されて血液の流れにのって全身をめぐり、そのくすりの血中濃度は上昇し、一定濃度以上になると効き目をあらわし始めます。

同時に私たちの体は、くすりのような異物をできるだけ早く処理し、体外に排出しようとします。この役割を担っているのが肝臓と腎臓です。血液中のくすりは肝臓で代謝され、血中濃度は時間とともに低下。血液が腎臓でろ過されるとき、くすりの代謝物は血液中から取り除かれ、ぼうこうに送られ、尿と一緒に体外に排泄されます。

くすりが効き目をあらわすためには、一定以上の血中濃度を保つ必要があります。たとえば抗生物質では、血中のくすりの量が一定以下になるとくすりの効果はなくなり、

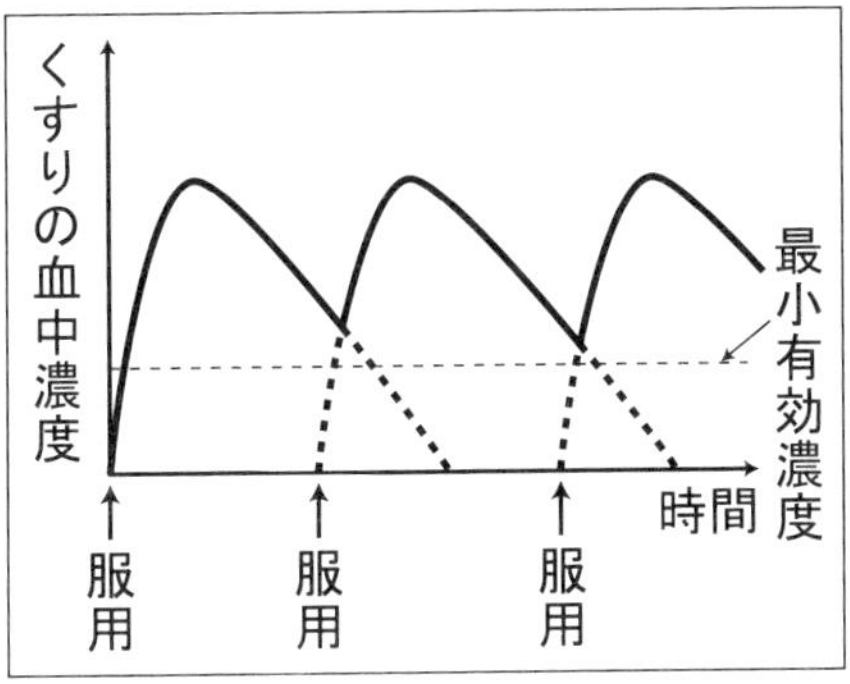

くすりを繰り返して服用したときの血中濃度の推移

細菌は増殖を始めます。そこで、血中のくすりの量が最小有効濃度よりも低くなる前に、また、くすりを服用しなければなりません。決められたようにくすりを服用し、常に血中のくすりの濃度を適切な範囲に保つことにより、効果を発揮することができます。

しかし、一度飲み忘れたからといって、次のときに前の分も合わせて二回分服用してしまうと血中濃度は高くなりすぎ、思わぬ副作用の出ることがあります。

くすりは用法、用量を守って、正しく服用することが大切です。

薬剤耐性の細菌に注意

細菌は、廃棄物や有害な化学物質を分解したり、納豆などの発酵食品をつくるなど、見えないところで私たちの生活を支えています。しかし、ばい菌という俗称があるように、厄介な存在という先入観も強いようです。それは、ほんの一握りの細菌が私たちに病気を引き起こすからでしょう。

ヒトには免疫機能が備わっているので、細菌が体内に入ってきても、ある程度までは自分の力で戦うことができます。しかし、大量の細菌が侵入してきた時や、過労などで免疫力が落ちている時には、くすりによる治療が必要になることがあります。

細菌感染症には、抗生物質が一般的に用いられます。数多くの抗生物質が開発され、細菌感染症は抗生物質さえ使えば治るような印象があるかもしれません。ただし、ひとくちに細菌といっても非常に多くの種類があるので、病気の原因となっている細菌の種類を特定し、その細菌に有効なくすりを選ぶことが不可欠です。また副作用のリスクに加えて、これまでに使われてきた抗生物質に耐性をもつ細菌が次々に現れていることなどの問題もあります。

抗生物質は、鎮痛剤のように症状が治まれば使用をやめてよい、というものではありません。病巣にいる細菌がほぼ死滅、あるいは活動できなくなるまでくすりを使わないと、症状がぶりかえしたり、耐性菌が出現しやすくなります。

一部の外用薬を除いて、抗生物質が市販されていないのは、素人判断による不適切な使い方を防ぐためです。

抗生物質は、家畜や養殖魚に与えられることもあります。医療用はもとより幅広い用途で多量の抗生物質が使われているため、河川や海などの環境中にも抗生物質や耐性菌が検出されています。

細菌がどのような遺伝子を持てば薬剤耐性になるのかなど、薬剤耐性のメカニズムが次々に明らかになっています。環境中で細菌同士は遺伝子を高頻度で交換することがわかり、抗生物質耐性遺伝子も例外ではないようです。耐性遺伝子を受け取った細菌は特定の抗生物質に対して耐性となります。世界各地で抗生物質耐性菌が検出されていることから、地球規模でその出現機構を明らかにしようという研究が始まっています。

海外旅行で、ちょっと注意を

連休や夏休みなどを、海外で過ごす方も多いようです。荷物を少しでも減らすため、現地調達を基本としている場合でも、必要になりそうな最小限のくすりは日本から持っていったほうがよいでしょう。国によっては同じ商品名でも有効成分の量が日本とは異なることがあり、また偽ぐすりがないとは限りません。常用薬のある方は、忘れずに持参してください。

アメリカやヨーロッパなど、時差が気になる地域へ行く時に気をつけたいのは服用時間です。機内での食事に合わせて食後のくすりをのむと、規定の量を越えてしまうことも考えられるので、およそ八時間ごとに服用するのがベストです。しかし、あまり神経質になると、ゆったりと旅を楽しむことができません。特別のくすり以外は、二、三時間ぐらいのずれは気にしなくてよいでしょう。ただし、空腹時にのんではいけないくすりや服用量が厳密なくすりもあるので、普段から主治医や薬剤師によく確認してください。

熱帯の多くの国では、蚊に刺されて発症する感染症が流行しています。マラリアの恐ろしさは有名ですが、デング熱も要注意。デング熱を媒介するシマカは都市部の水たまりでも繁殖するので、都会でも安心はできません。蚊が気になる所では、虫よけなどでしっかりと虫さされを予防してください。

旅の疲れのある時には、おなかをこわしやすくなります。下痢を起こしてしまったら、まず失った水分や電解質を補給してください。海外旅行には、粉末のスポーツドリンクが便利です。溶かす水は必ず「信頼できる飲用水」を。

数年前、教室メンバーとアジアのある国に行った時、二人がひどい下痢に苦しみました。原因をみんなで考えたところ、「これを食べれば食あたりの予防になる」と現地の親しい先生に勧められたハーブサラダと、浄水場の責任者の方に入れてもらった少し加熱が不足していたかもしれない湯冷ましの二つが候補に挙がりました。衛生面で少しでも不安がある時には、くすりを服用する時の水も「信頼できる飲用水」か、十分に加熱した湯冷ましを用いてください。

薬学の話題

後発医薬品への変更

新薬が登場するまでには、長い年月と膨大な研究開発費が必要なので、くすりの価格に占めるこのような費用の割合は非常に大きなものになります。

先発品の権利は特許として守られます。しかし、二〇～二五年の特許期間が切れると、他社もそのくすりを製造できるようになります。もちろん、くすりの製造には高度な技術が必要であり、また、製薬会社に対しては公的機関が厳しく監督しているので、その基準にあったものだけが販売を許されます。

このような後発医薬品（ジェネリック医薬品）は開発負担が少ないため、比較的低価格になり、国も医療費の削減が大きな課題になっていることから、ジェネリック医薬品を普及させるための制度改定に積極的に取り組んでいます。

二〇〇六年までは、処方箋に商品名が書かれている場合、有効成分が同じであっても他のメーカーの製品、たとえばジェネリック医薬品には変更できませんでした。医師は習慣として商品名を処方箋に書くので、ブランド力の弱いくすりはどうしても不利になります。

そこで二〇〇六年の制度改定では、処方箋の「後発医薬品への変更が可能」という欄に医師が署名あるいは押印すれば、同じ成分の他社製品に変更できるようになり、さらに二〇〇八年四月には他社製品に変更してほしくない場合だけ、医師が処方箋の「後発医薬品への変更がすべて不可」という欄に意思表示するように改定されました。有効成分が同じであれば、基本的には自由にくすりの銘柄を選べるようになったわけです。

患者さんがより安いくすりを希望する場合、相談相手は薬剤師になるでしょう。

製薬会社は、製剤方法や品質保証などにそれぞれの考え方を持ち、独自のノウハウを蓄積しています。また、市販後も副作用が起こっていないかなどのさまざまな情報を収集しているので、このような情報を薬剤師や医師に提供しています。くすりが自由に選べるようになった今、専門家以外に対しても、製薬会社は正確な情報をわかりやすく提供する必要があるでしょう。

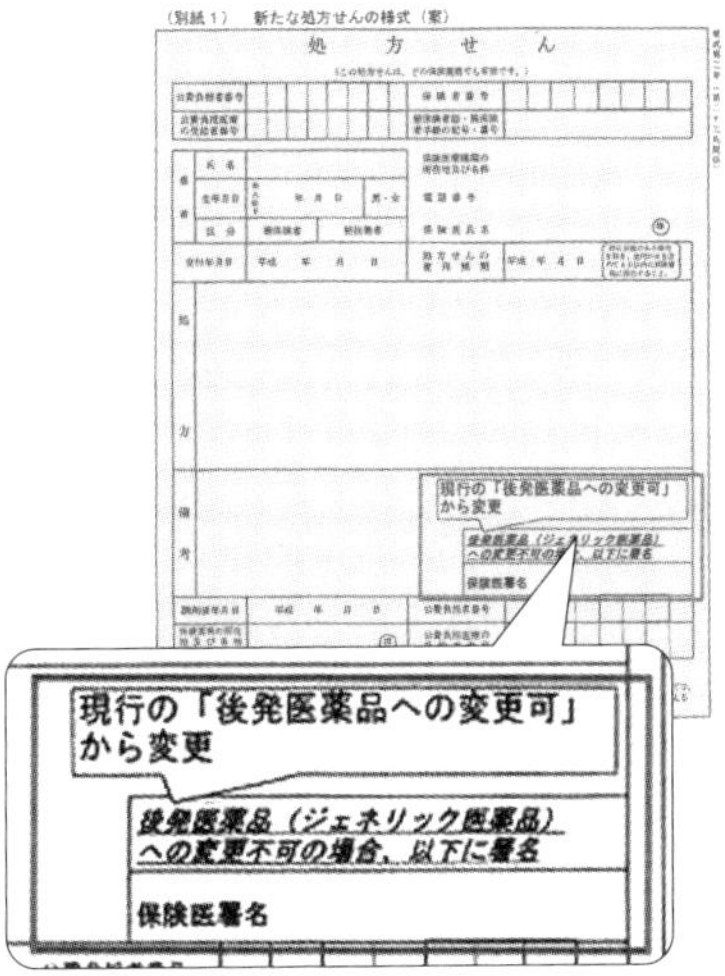

処方箋の「後発医薬品への変更の欄」

世界に蔓延する偽造薬

講義で、ある先生が「くすりは金よりも高価なもの」と話されました。私が学生のころですから、もう四〇年も前のことです。ざっと資料を見るだけでも、一グラムが数千円以上のくすりがいくつも見つかります。錬金術は人類の夢の一つなので、悪い人たちも放っておくことはありません。

有効成分も含み、箱や容器はもちろんのこと、くすりそのものも本物そっくりの偽ブランド品から、見た目でもすぐに怪しいとわかる全くの無成分のものまで、さまざまな偽造品が世界中に蔓延しています。インフルエンザ治療薬や抗マラリア薬からワクチンに至るまで、それだけで一冊の本ができそうです。

このような偽造品はカウンターフィット薬と呼ばれ、WHO（世界保健機関）の資料では、二〇一〇年のヤミ市場の規模は七五〇億米ドルに達すると推定されています。正確な統計データを得ることは難しいようですが、年率一〇％以上のペースで伸び、医薬品市場に占める偽造品の割合は途上国では一〇～三〇％、日本や米国、ヨーロッパの先進国では一%未満といわれています。

日本にいると偽ブランドの偽造薬があることは想像できません。今、服用したくすりが偽物だったら、もう何を信用してよいのかがわからなくなってしまいます。しかし、日本でも、バイアグラの登場以来、ネットなどを通じた個人輸入で問題となっています。偽造品はその製造段階や成分から問題があるので、専門家が最新の装置で分析すれば、比較的簡単に見抜くことができます。

くすりはヒトの命にかかわるものなので、病気を治したり、健康を維持するための新しい医薬品成分を創り出したあとも、あらゆる面から「安全と安心」を保証する必要があります。問題となる不純物はないか、原料や製造工程に疑問点はないか、成分は規格にあっているか……。目に見えない努力がくすりの信頼を支えています。

工場や研究所を見学できる会社もあるので、地域や学校などの行事でくすりの現場を体験してみてはいかがでしょう。

個人輸入は自己責任

インターネットと国際宅配便の普及で、個人輸入が身近になってきました。また、中国で本場の漢方薬を買ったり、海外旅行のついでにくすりを購入するケースもあるようです。

個人使用のために輸入したり、海外から持ち帰ることのできる数量は、処方箋が必要な医薬品では一カ月分以内、その他の医薬品や医薬部外品は二カ月分以内です。ただし、他人には販売はもちろんのこと、あげることもできません。また、素人判断で使うと重大な健康被害を起こす可能性のある医薬品は輸入が制限されています。このほか、犀角《さいかく》（サイの角）、麝香《じゃこう》（ジャコウ鹿の分泌物）、熊胆《ゆうたん》（クマの胆のう）、虎骨《ここつ》（トラの骨）やこのような生薬を含む医薬品などは、ワシントン条約（絶滅の恐れがある野生動植物の種の国際取引に関する条約）により輸入することはできません。

健康食品の輸入にも注意が必要です。何気なく海外で購入した健康食品に医薬品成分が含まれていたり、有害物質の混入も報告されています。また、他のくすりと一緒に摂取すると問題の生じるものもあります。たとえば、ＥＵ諸国や米国などでよく見かけるハーブ、セント・ジョーンズ・ワート（セイヨウオトギリソウ）は、ワーファリン（血液凝固防止薬）や気管支拡張薬、経口避妊薬などの効果を減少させることが知られています。

このような安全情報は、医師や薬剤師には定期的に届けられているので、少しでも気になることがあれば、積極的に問い合わせるようにしましょう。

個人で輸入した医薬品や健康食品などについては、厚生労働省などの関係機関もその実態を十分には把握していないので、健康被害が報告されるまで大きな話題になることもありません。日本国内で販売される薬は、開発・製造段階から流通、販売後の副作用調査まできっちりと管理され、安全性と有効性を保証する努力がなされています。一方、個人輸入では、偽ブランドや健康被害などのトラブルがあっても、すべては個人の責任。この点は、十分に認識しておく必要があるでしょう。

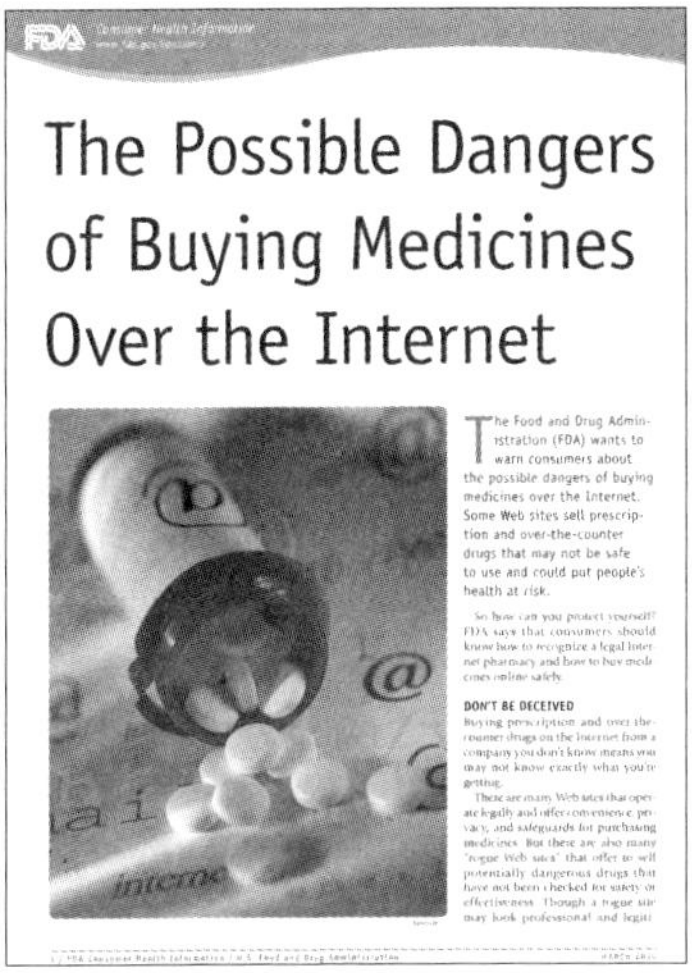

The Possible Dangers of Buying Medicines Over the Internet

The Food and Drug Administration (FDA) wants to warn consumers about the possible dangers of buying medicines over the Internet. Some Web sites sell prescription and over-the-counter drugs that may not be safe to use and could put people's health at risk.

So how can you protect yourself? FDA says that consumers should know how to recognize a legal Internet pharmacy and how to buy medicines online safely.

DON'T BE DECEIVED

Buying prescription and over-the-counter drugs on the Internet from a company you don't know means you may not know exactly what you're getting.

There are many Web sites that operate legally and offer convenience, privacy, and safeguards for purchasing medicines. But there are also many "rogue Web sites" that offer to sell potentially dangerous drugs that have not been checked for safety or effectiveness. Though a rogue site may look professional and legiti

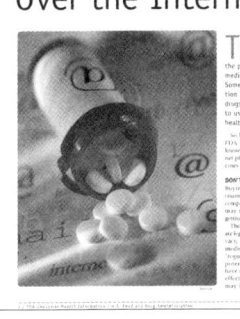

FDA（米国食品医薬品局）では、ネットでの医薬品購入に警鐘

薬物乱用に「NO」と言おう

刑事ドラマに人気があるのは、正義感に裏付けられ、真実を追求しようとする姿勢が感じられるからでしょう。基礎研究にも共通点があります。大学や大学院の薬学出身者は、麻薬取締官や警察の科学捜査研究所の研究員として、犯罪捜査の第一線、また科学捜査研究などでも活躍しています。

麻薬や大麻、覚せい剤などを専門に扱う麻薬取締官は「司法警察員」です。警察とありますが、所属は厚生労働省で、日本全国で二六四人。その半数以上が薬剤師です。捜査現場から、薬物鑑定、最先端の薬物分析法の開発などの幅広い分野で、あまり目立つことなく薬物乱用の撲滅を目指しています。

麻薬や覚せい剤などには身体依存性や精神依存性があり、乱用すると「一時の惑い」では済ますことのできないほどの大きな問題をヒトに引き起こします。一方、モルヒネががん患者の疼痛《とうつう》緩和に不可欠な医薬品であるように、厳密に管理することにより医療に役立つ側面もあります。

全国にある地方厚生局麻薬取締部では、学校などに対して、薬物乱用の恐ろしさを実例をもとにわかりやすく説明する「出前授業」も実施しています。日本では、若い世代の乱用薬汚染は米国などに比べると、それほど深刻ではないように感じられるかもしれませんが、それだけにMDMAなどの錠剤型合成麻薬や覚せい剤、大麻などに関する正しい知識も乏しいようです。

体だけではなく、心まで侵し、大切な自分の周りの人たちまで苦しませ、まさかと思うような事件、事故のきっかけとなる薬物乱用。どのようなものが乱用されるのか、なぜ問題なのかをきっちりと理解する必要があります。日本はもちろんのこと世界中が今、薬物乱用に「NO」と言おうと努力しています。

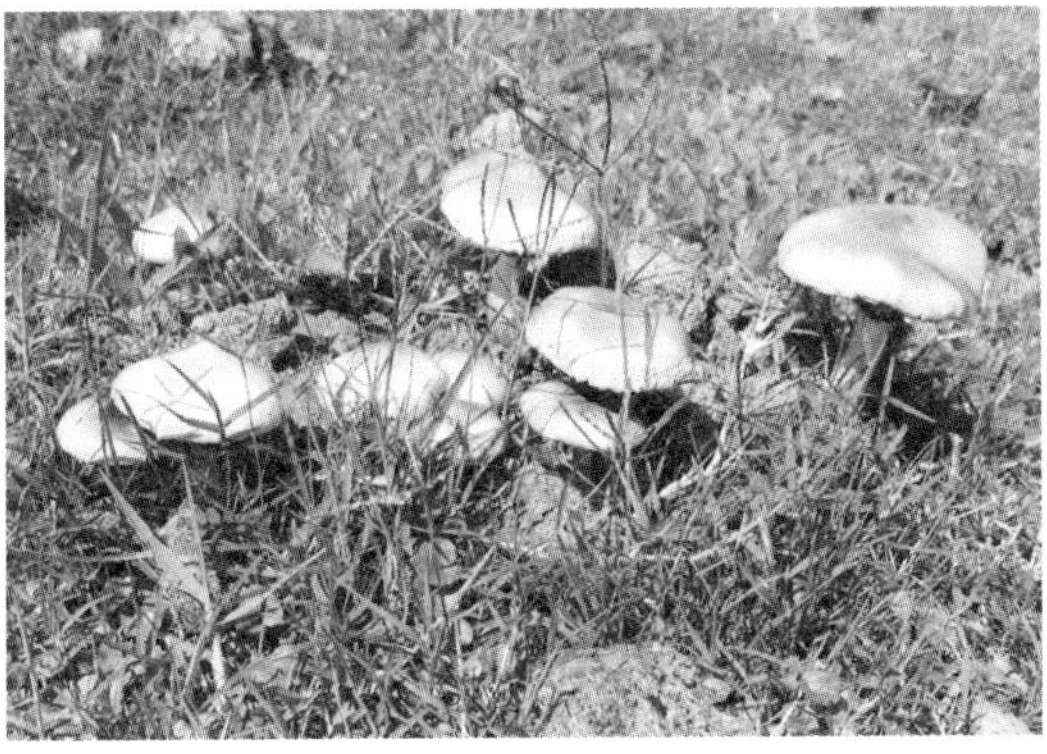

牛ふんに自生する幻覚キノコ
2002年から麻薬として規制されている

世界高水準の品質保証

体内に細菌が侵入すると大変です。そこで注射剤などは、無菌になるように細心の注意が払われています。有効成分を溶かすための水も何段階もの工程を経て精製・滅菌されます。最終段階ではタンクや配管内などを八〇度以上の高温で保ち、細菌汚染のないようにしているほどです。宇宙ステーション内で使用される水に次いで、高価な水といえるでしょう。

無菌製剤は、製造段階から無菌的に操作されますが、多くの場合、最終的には約一二〇度の熱をかけることにより滅菌します。有効成分が熱に弱いときは、細菌やウイルスが通り抜けることのできないほどの小さな穴の開いたフィルターを通すことによって微生物を取り除きます。そして、それまでの工程すべてに問題のないことを確認する意味で、無菌試験を行い、これにパスしないと出荷することはできません。

注射剤はそれほど身近な存在ではないかもしれませんが、実は点眼剤も無菌製剤です。したがって開封後は、しっかりふたをして不潔にならないように注意してください。また汚染を避ける意味からも、点眼剤を共用することは避けたほうがよいでしょう。

医薬品は無菌製剤に限らず、その効き目とともに、品質を高く保つことが要求されています。製薬工場では、製造装置はもちろんのこと、空気から水、さらには試験法までがきっちりと管理され、定期的に行政の査察を受けます。

日本の医薬品の品質保証は、世界でもトップレベルといえるでしょう。

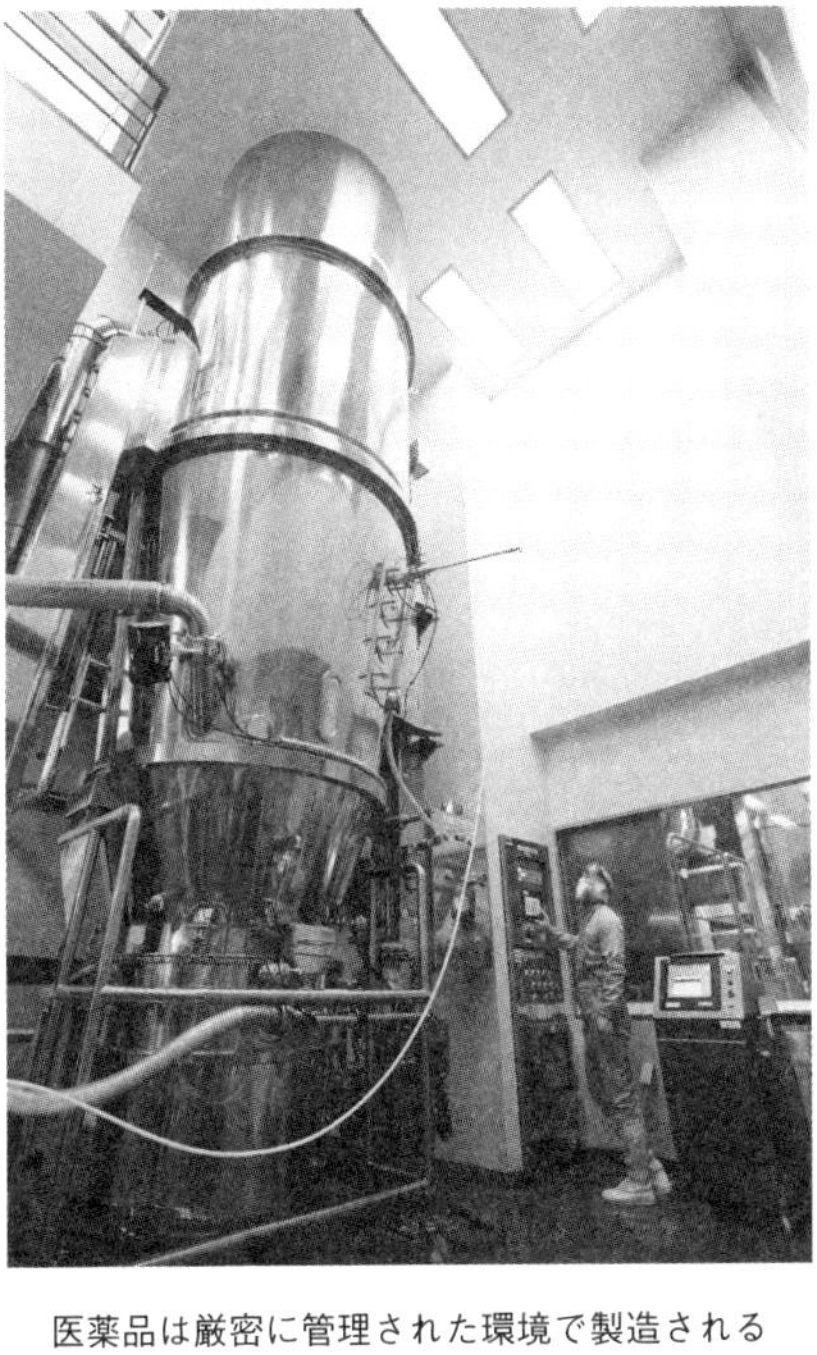

医薬品は厳密に管理された環境で製造される
(バイエル薬品株式会社提供)

コンピューターでリアルに

ベンゼン、トルエン……。高校のころ、化学の先生が念仏のように化学名を唱えながら、それぞれの化学物質の持つ特性を教えてくれたので、暗記が苦手な私も知らず知らずのうちに「化学や、またくすりの世界は面白いな」と思うようになりました。一見、無味乾燥に見える化学構造式には、宇宙と同じぐらい深いものがあることを、「ベンゼン」というあだ名の先生は伝えてくれました。

化学構造式というと、複雑な六角形をいくつか組み合わせた亀の甲を思い浮かべるようです。最近はコンピューターを使ってよりリアルな構造を描き、まるで目の前にその化学物質があるかのよ

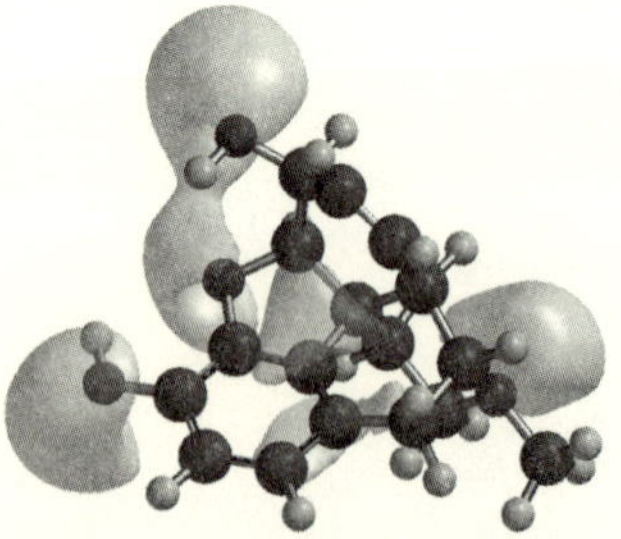

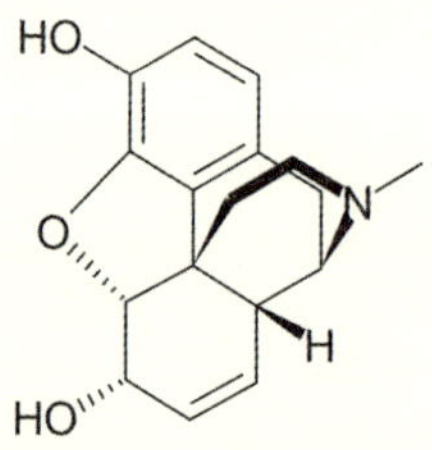

モルヒネの化学構造式（右）とそのコンピューターグラフィックス
（大阪大学大学院薬学研究科　高木達也教授提供）

うに直感的に理解できるシステムが普及しています。

また、くすりが直接作用する生体側の分子構造にはコンピューターグラフィックスで推測できるものもあり、くすりがどのように生体と反応し、薬効をあらわすのかを手にとるように知ることができます。

実験から得られた結果をコンピューターを使ってシミュレートする「コンピューターケミストリー」は、ドラッグデザインに欠かすことのできない道具になりました。また、ミクロの世界をゲーム感覚で実感できるので、教育の世界でも欠くことができません。

遺伝子やたんぱく質の情報をコンピューターで解析する「バイオインフォマティクス」という研究分野も急速に拡大しています。

研究者の間では、生物を使った実験を「イン・ビボ」、試験管内での実験を「イン・ビトロ」と呼びます。コンピューターの頭脳はシリコンウェファの上にあるので、コンピューターを使った生物や化学のシミュレーションは「イン・シリコ」。この十数年で飛躍的な進歩が見られました。

医薬品業界も国際化

「身近な銀行の一〇年前の会社名は？」という問題をだしたら、六〇点以上とれる人は何％いるでしょうか。バブル崩壊後の金融問題で、日本の銀行は再編成されたようです。

世界の医薬品市場は、二〇〇九年で約八千億ドル（約六五兆円）。日本は約八兆八千億円で、米国の約三〇〇〇億ドルに次ぎ世界第二位です。この一〇年ほどの間に外資系製薬会社は、日本でも大きく勢力をのばし、二〇〇七年には売上高上位二〇社のうち半数近くを外資系が占めるようになりました。それに対抗するかのように国内大手製薬会社の合併も目立ち、日本の製薬業界が新たなステージにあることを実感できます。

これは、世界の流れのようです。二〇〇九年には世界最大手のファイザーが業界第九位のワイスを買収し、売上高約五兆円の巨大企業が誕生しました。

日本や米国では医療費の削減が重要課題になり、医薬品市場の成長は鈍化しているのに対し、中国やブラジル、メキシコ、韓国、トルコなどの市場規模は二けたの成長率。中国やシンガポールに研究開発・製造拠点を置く外資系企業も増えています。

日本企業も、米国やインドなど、海外の製薬会社を買収し、また海外に販売・開発拠点を設置して積極的に世界に向けて展開しようとしています。

グローバル化とともに、医薬品の品質、有効性、安全性などの評価を、国際的に標準化する必要がでてきました。国の壁を越えた「ハーモナイゼーション（調和）」が大きなテーマになり、世界同時開発・同時発売を目指す企業も増えています。

国際化の進んだ企業では、臨床試験も世界各地で実施。くすりの効き方に差があるのかを調べる研究も始まっています。

知識集約型の産業といわれる医薬品業界では、これまでの常識をくつがえすような新たな考え方、またそれを生み出し、支える人材の養成が最大のテーマのようです。

リスクを理解して服用

大きく変わった販売方法

くすりの販売制度が二〇〇九年度から大きく変わり、「登録販売者」というくすりのアドバイザーが新たに登場しました。

考え方の基本は、一般用医薬品を副作用などのリスクに応じて第1類から第3類までに分類。それぞれに応じた販売方法を設定しようというものです。

かつて医療用であったH2ブロッカーのように、一般用医薬品としての使用経験が少ないなど、特に注意が必要な「第1類医薬品」は薬剤師による使用上の注意などの説明が義務になっています。一方、ふつうの風邪薬や胃腸薬、漢方薬などの「第2類医薬品」と、ビタミン含有保健薬などの「第3類医薬品」は、登録販売者だけの店舗でも販売で

		販売できる医薬品
薬　局	薬剤師	すべての医薬品
ドラッグストアなど	薬剤師	すべての医薬品
	登録販売者	「第２類医薬品」と「第３類医薬品」

きます。

また、くすりの外箱にはリスクの程度がはっきりとわかるように表示され、薬剤師しか販売できない「第1類医薬品」は、他のものとは別にしてカウンター内に置かれます。さらに、着衣や名札で薬剤師と登録販売者の違いがわかるよう指導されているようです。

登録販売者試験は、全国を七ブロックに分けた地区ごとに試験日が異なり、近畿圏では第一回の試験が二〇〇八年八月三一日に実施されました。高校卒業後、医薬品販売の実務経験が一年以上あれば受験でき、大阪府の受験者数は四、二二二人。二〇〇九年は三、三八八人が受験し、一、〇八九人が合格しました。

厚生労働省は、出題範囲を「試験問題作成に関する手引き」(http://www.mhlw.go.jp/bunya/iyakuhin/ippanyou/shiken.html)としてホームページで公開しています。硬い内容ですが、くすりの各論はもちろんのこと、安全性からくすりの働く仕組み、副作用など、網羅的に書かれているので、興味のある方はアクセスしてみるとよいでしょう。

添付文書、積極的に活用を

市販されているくすりには、必ず添付文書がついています。それは薬事法で定められているからです。

そこからは、有効成分、その分量、効能・効果、用法・用量、使用上の注意などを知ることができます。本来は、その内容をよく読んでから服用するべきなのですが、あまりにも事細かに書かれているためか、どうも敬遠されがちのようです。

ＯＴＣ薬（一般用医薬品）の添付文書を一緒にざっと読んでみましょう。

まず、「使用上の注意」。服用前に事前に医師や薬剤師に相談する必要のないことを、確認。妊娠中や授乳中、またアレルギー体質の場合などは、十分に気をつけてください。少しでも疑問に思うときは、まず相談しましょう。

また、併用してはいけないくすりが書かれている場合には、確認してください。服用後の眠気や飲酒の注意も要チェックです。

効能・効果は、承認されたもののみが書かれています。用法・用量は、必ず守ってください。

成分は少し専門的になりますが、いくつかの類似薬の添付文書を公的機関からインターネットなどで入手しましょう。その内容を比較してみると、成分と薬効の関係もわかることがあります。ＯＴＣ薬に配合できる成分は国が定めているので、各社の製品にほとんど同じ成分が配合されていることにも気づきます。

添付文書は、くすりの最も正確な説明書です。ぜひ積極的に活用してください。

添付文書は、独立行政法人・医薬品医療機器総合機構（ＰＭＤＡ）のホームページ（http://www.info.pmda.go.jp/info/ippan_index.html）から簡単に入手できます。

功罪を社会全体で考えて

メサドン（methadone）という鎮痛剤が、がんなどの痛みをとる緩和ケアに世界各国で広く使われています。

鎮痛剤は、ＮＳＡＩＤＳ（非ステロイド抗炎症剤）とアセトアミノフェン、そして麻薬系に大別できます。メサドンは麻薬系のもので、日本ではまだ承認されていませんが、すぐれた鎮痛作用を持ち、効果も長続きするのが特徴です。

メサドンはモルヒネなどよりは精神依存を起しにくいといわれ、麻薬中毒者に投薬して違法な麻薬をやめさせ、社会復帰を促すためのくすりとしても使われています。麻薬中毒者に対するメサドン治療プログラムでは、特別の教育を受けた医師が処方し、患者も薬剤師の目の前で服用するなど、乱用につながらないよう十分に配慮されています。

安価で、優れた特徴を持つことから、米国ではこの十年ほどの間に、いろいろな痛みの治療にも用いられるようになってきました。しかし大きなリスクのあることも忘れてはいけません。また薬物乱用に対する対策も課題です。米国ＣＤＣ（疾病対策センター）

は、メサドンが関連すると考えられる死者は米国で、一九九九年は約七九〇人、二〇〇六年には五、四二〇人に急増していると報告しています。死亡例の中には、鎮静剤や大量のアルコール摂取が関係したものがある、ともいわれています。

メサドンは、鎮痛効果が消えてからも体内に残っている時間が長く、その個人差も大きいため、一人一人にあわせた量を投与しないと、飲み続けるうちに体内にくすりが蓄積し、副作用が問題になります。

効果や副作用の現れ方に個人差が大きいことから、FDA（米国食品医薬品局）は二〇〇六年、医師などに対して、メサドンを使用するにあたっては個人ごとに適量を探りながら副作用に十分注意して用いるように、という注意喚起を出しました。

くすりには、功罪の両面があります。よい面を引き出し、問題点はきっちりと克服していく。リスクをみんなで理解することが、これからの課題です。そのためには専門家だけではなく、社会全体でくすりについて考えていくことが必要でしょう。

副作用被害に救済制度

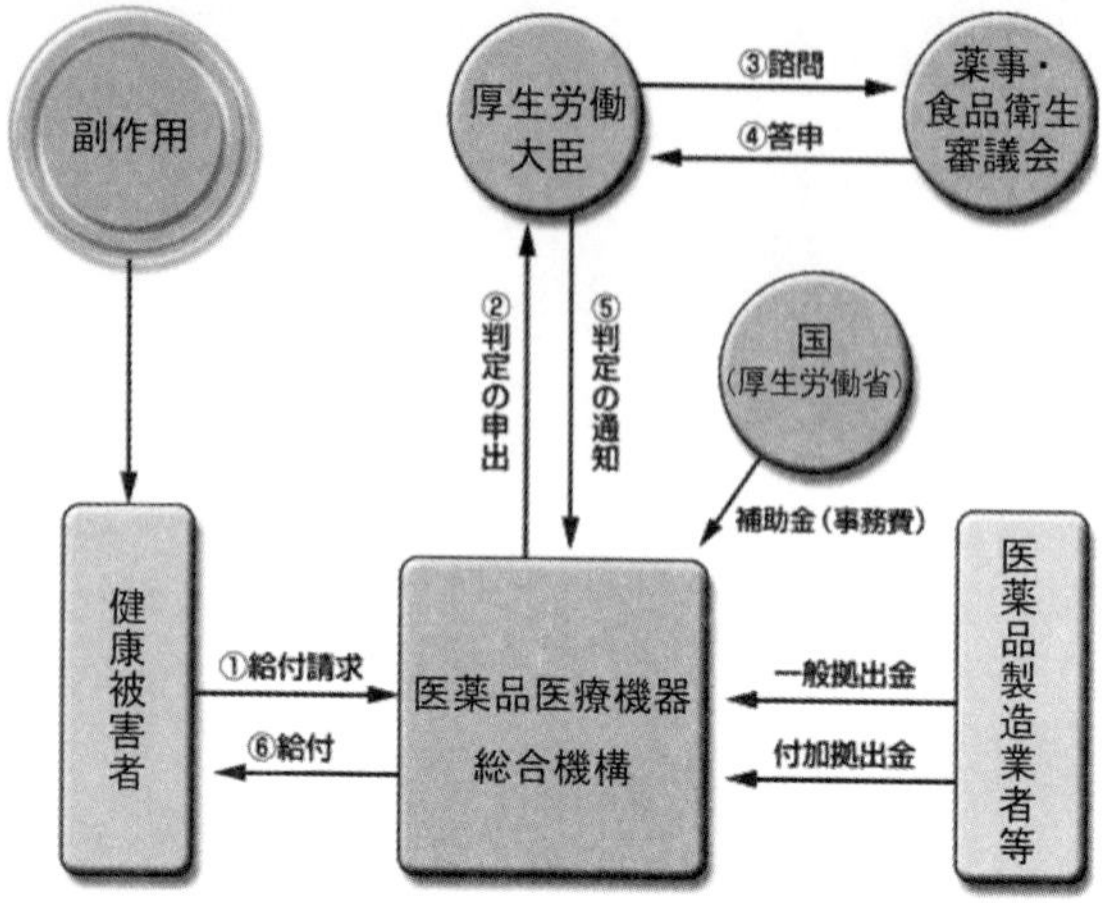

医師が正しく診断し、適切なくすりを処方したのに、副作用による健康被害の生じることがあります。くすりの世界では、これまでにも増して安全性が重要視されていますが、いまだ副作用をゼロにすることはできません。そこでこのような健康被害に対して「医薬品副作用被害救済制度」があります。

窓口は、医薬品医療機器総合機構（PMDA）で、健康被害を受けた本人や家族などが申請すると、国の審議会が医学的・薬学的に検討し、医療費や障害年金、遺族年金などの給付を受けることができます。

二〇〇九年度の支給決定件数は八六一件で、支給額は約一八億円。救済給付などの業務に必要な費用は、製薬会社からの拠出金で賄われています。

対象になるのは、入院が必要な程度以上の副作用ですが、やむを得ず自宅療養を行っている場合でも問題はないようです。

給付が認められるには、症状とその原因とみられるくすりとの因果関係などの証明が必要なので、申請にあたっては、経過や治療内容、またそれがくすりによるものであるとした理由などが書かれた所定の様式の「医療費・医療手当診断書」を医師に作成してもらわなければなりません。また免疫抑制剤など、救済対象外のくすりもあるので、医師・薬剤師と十分に相談してください。ＯＴＣ薬（一般用医薬品）の場合には、医師の診断書に加えて、そのくすりを購入した薬局から、販売証明書をもらう必要があります。ただし、個人輸入したくすりは、対象にはなりません。

この救済制度は徐々に社会に浸透しつつありますが、まだまだ十分に認知されているとはいえません。そこで製薬会社は、くすりの箱などに医薬品副作用被害救済制度の問い合わせ先を印刷することにしています。

利点とリスク、知って服用

ドイツ最古の大学のあるハイデルベルク市には、「薬局博物館」があります。山の中腹にある古城の一角に日本でいうと江戸時代ごろの調剤薬局の様子がいくつか再現され、また製薬装置も展示されています。

かつての薬局のシンボルは天秤《てんびん》。数多くの高価なくすりが整然とおさめられた棚に囲まれるように調剤台があり、装飾のほどこされた立派な天秤が目を引きます。

くすりは正しい量を服用することが大切。それを正確に知ることのできるのが、はかりです。と同時に天秤には、くすりのもつ利点（ベネフィット）とリスクをはかりにかけよう、という意味もあるようです。

どれだけ食べても、おなかをこわす程度ですむのが食品。それに対して、くすりは用法と用量が厳密に決められ、使用には専門家のアドバイスが必要です。リスクとベネフィットを客観的に知る。そこにシンボルとしての天秤の意味があるのかも知れません。

薬局では、必要なくすりを患者さんに間違いなく渡し、そのくすりについて説明することになっています。また、その量や用途が適切であるかをチェックします。複数の病院などにかかっていたり、サプリメントなども使っているときには、特に気をつけなければなりません。

　くすりは私たちにとって必須のものですが、副作用などの問題点ももっています。薬剤師や医師などの専門家は、くすりのリスクとベネフィットを正確に、しかもわかりやすく伝える必要があります。

　くすりに疑問な点があったら積極的に信頼できる専門家に質問しましょう。リスクをみんなで考え理解するリスク・コミュニケーションは、これからの大きな課題でしょう。

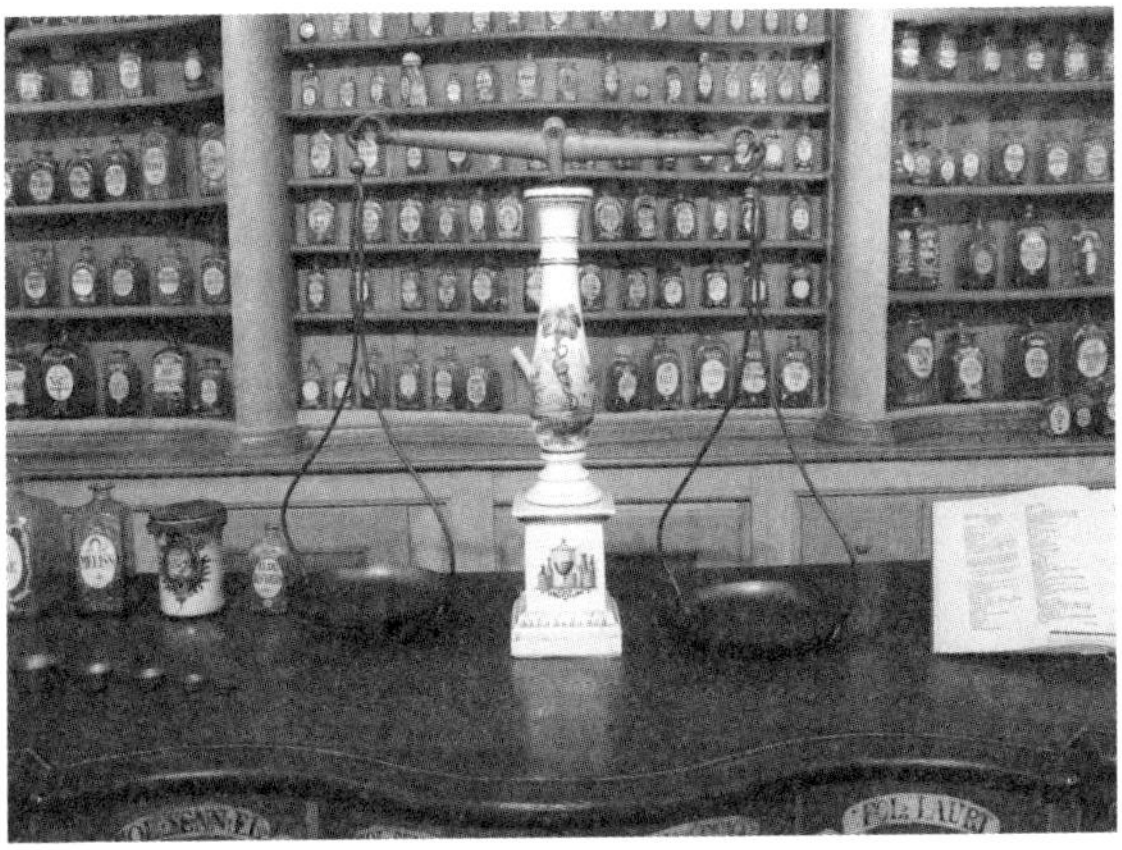

天秤は、薬局のシンボル（ハイデルベルグにあるドイツ薬局博物館で）

那須正夫（なす・まさお）

大阪大学大学院薬学研究科教授
1950年大阪に生まれる。大阪大学薬学部製薬化学科卒業、大阪大学大学院薬学研究科修士課程修了、大阪大学大学院医学研究科博士課程（微生物病研究所）修了。
著書に、『ビジネス・エリートのためのパソコン通信入門』（工学社 1985）、『漢方マニュアル』（共著）（南江堂 1986）、『使いこなすパソコン通信』（講談社 1989）、『こどもの病気とくすりの本』（共著）（医歯薬出版 1997）、『環境衛生の化学（第2版）』（共著）（三共出版 2010）、『食品衛生学――「食の安全」の科学（第2版）』（共著）（南江堂 2011）など。
専門は、衛生薬学、環境薬学で、くすりのリスク教育、リスクコミュニケーションに興味をもっている。また環境中の微生物とヒトとのかかわりを研究し、黄砂に乗ってはるばる中国から飛んでくる細菌の解析、また人類が将来、宇宙で安全に居住するための基礎データをとるため、JAXAなどと共同で国際宇宙ステーション「きぼう」の細菌モニタリングなども実施している。

阪大リーブル27

セルフメディケーションのための
くすりの話

発行日　2011年3月31日　初版第1刷　〔検印廃止〕
著者　那須正夫
発行所　大阪大学出版会
代表者　鷲田清一
〒565-0871
吹田市山田丘2-7　大阪大学ウエストフロント
電話：06-6877-1614　FAX：06-6877-1617
URL　http://www.osaka-up.or.jp
印刷・製本　株式会社 遊文舎

ISBN 978-4-87259-309-9 C1347